42
98

KYSTES

DU

CANAL VAGINO-PÉRITONÉAL

ET

KYSTES DU CANAL DE NÜCK

PAR

Le Docteur Louis MENCIÈRE

ANCIEN INTERNE DES HOPITAUX DE BORDEAUX
(Service de clinique chirurgicale de la Faculté de médecine)
LAURÉAT DE LA FACULTÉ (Prix de Thèse, concours 1896)

AVEC 92 FIGURES

AF474599

PARIS
G. STEINHEIL, ÉDITEUR
2, RUE CASIMIR-DELAVIGNE, 2

1898

KYSTES

DU

CANAL VAGINO-PÉRITONÉAL

ET

KYSTES DU CANAL DE NÜCK

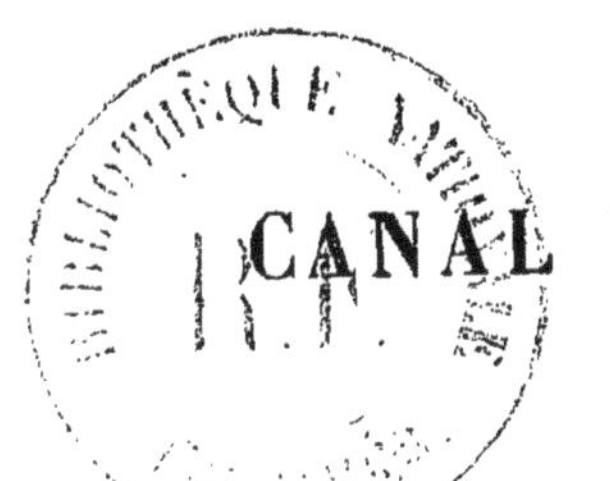

Td 122
536

KYSTES

DU

CANAL VAGINO-PÉRITONÉAL

ET

KYSTES DU CANAL DE NÜCK

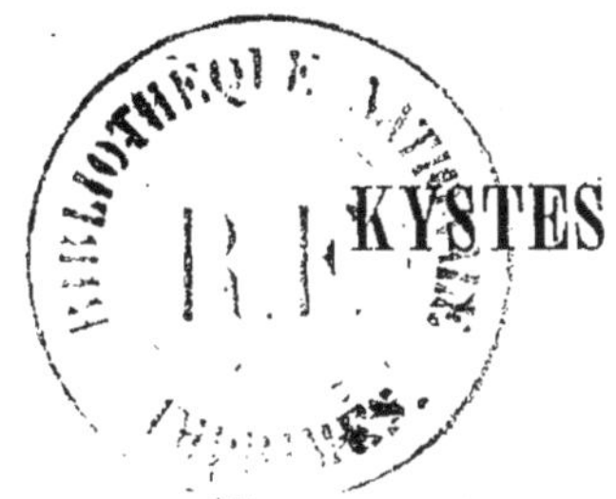

PAR

Le Docteur Louis MENCIÈRE

ANCIEN INTERNE DES HOPITAUX DE BORDEAUX
(Service de clinique chirurgicale de la Faculté de médecine)
LAURÉAT DE LA FACULTÉ (Prix de Thèse, concours 1896)

AVEC 92 FIGURES

PARIS

G. STEINHEIL, ÉDITEUR

2, RUE CASIMIR-DELAVIGNE, 2

—

1898

TABLE DES MATIÈRES

INTRODUCTION

Frappé de la diversité d'origine attribuée par les auteurs aux tumeurs liquides ou semi-liquides que l'on rencontre le long du cordon spermatique, mais qui sont indépendantes de l'épididyme et du testicule, nous avons voulu les étudier à l'aide d'un grand nombre d'observations et de dissections, et nous nous appuyons sur les pièces recueillies par M. A. Broca au cours de ses opérations, pratiquées à l'hôpital Trousseau, où il supplée M. le professeur Lannelongue.

A ces « kystes du cordon », selon la terminologie classique, convient mieux, sans contredit, le nom plus précisant de kystes du canal vagino-péritonéal. En effet, ils ont le canal vagino-péritonéal pour origine constante ; ils ont une anatomie pathologique, une pathogénie et une symptomatologie bien définies, et ils sont justiciables d'un traitement particulier, dans lequel l'ablation du kyste doit toujours être complétée par une véritable cure radicale de hernie.

Ces kystes n'ont rien à voir avec ceux qui sont formés dans le tissu cellulaire, le canal spermatique et les autres éléments du cordon, ni encore avec ceux qui ont pour point de départ les débris du corps de Wolff. On ne doit donc pas continuer à les confondre, sous le nom général de kystes du cordon, avec les affections que nous venons d'énumérer, affections rencontrées, du reste, beaucoup plus rarement, et dont quelques-unes ont une existence encore problématique, si bien que d'aucune d'elles nous n'apportons d'observation nouvelle.

Les connexions constantes de la cavité kystique avec la grande séreuse péritonéale prolongée sous forme d'un sac herniaire sont la preuve que la seule variété importante en pratique, parmi les kystes du cordon, est constituée par les kystes du canal péritonéo-vaginal.

BIBLIOGRAPHIE

Bardot, Th. de Nancy, 1887. — **Bazy**, Hydrocèle en bissac, *Archives générales de médecine*, 1887, t. 20. — **Berger**, *Bulletins et mémoires de la Société de chirurgie*, 1891, p.283; Hernie inguinale, *Traité de chirurgie*, t. VI. — **A. Broca**, *Bull. Société anatomique*, 1887, 1888, 1889 ; 5e *congrès français de chirurgie*, 1891 ; Art. Inguinal, *Dictionnaire encyclopédique des sciences médicales* ; Cure radicale des hernies chez les enfants, *Revue des maladies de l'enfance*, avril 1892 ; La cure radicale des hernies chez l'enfant. Communication au Congrès de Pædiatrie de Bordeaux, *Revue des maladies de l'enfance*, septembre 1895. — **Brossard**, Tumeurs solides du cordon, *Archives générales de médecine*, 1885. — **Cachau**, Th. doct. Paris, 1893. — **Carron-Massidou**, Th. Paris, 1884. — **Cléments**, *Dublin Journ. of med. sc. et path. Frons.*, 1893.— **Cumston (Charles G.)**, Hydrocele Muliebris, with the report of a case, *The Boston medical and Surgical journal*, March 25, 1897. — **Deladrière**, Th. de Paris, 1879.— **Delanglade**, Kystes du cordon et du canal de Nück et hernies inguinales, *Bull. Soc. anat.*, 1894, p. 463. — **Dominguez**, Th. Paris, 1890. — **Duplay**, *Des collections séreuses et hydatiques de l'aine*, Th. de Paris, 1865 ; hydrocèle enkystée du cordon et hydrocèle vaginale, *Praticien*, 1880. — **Duret**, Th. de Paris, 1890. — **Faure**, Hydrocèle péritonéo-vaginale et hydrocèle congénitale, *Gazette des hôpitaux*, 1889.—**Forgue** (de Montpellier), Hydrocèles péritonéo-vaginales, variétés funiculo-vaginales, *Presse médicale*, 20 mai 1896. — **Jamain**, Th. agrégation, Paris, 1852-53. — **Jourdan**, *Brit. med. Journal*, 23 août 1878. — **Heyfelder**, *Deutsche Klinik*, Berlin, 1858, X, 228. — **Lannelongue**, *Traité des kystes congénitaux*, Paris, 1886. — **Leblanc**, Th. Paris, 1873. — **Legueu**, *Archives générales de médecine*, février 1890, p. 183. — **Malgaigne**, *Tumeurs du cordon spermatique*, concours de Professorat, 1848. — **Mencière**, Kyste du cordon pris deux fois pour une hydrocèle vaginale ; sac herniaire sus-jacent ; cure radicale ; guérison, *Gazette hebdomadaire*, 18 juillet 1897. — **Poirier**, Pathogénie des kystes de l'épididyme, *Revue de chirurgie*, 1890 ;

Congrès international de Berlin, 1891. — **Rabère**, *Essai sur la pathogénie des kystes séreux dits hydrocèles chez la femme*. Th. de Paris, 1883. — **Ramonède**, *Le canal péritonéo-vaginal et la hernie péritonéo-vaginale étranglée chez l'homme*. Th. de Paris, 1883. — **Ragot**, Th. Paris, 1877. — **Scarpa**, *Archiv. gén. de méd.*, t. IV. — **Segond**, *Traité de chirurgie*, t. VIII, p. 687. — **Tillaux**, *Chirurgie clinique*, Paris, 1891. T. II, pp. 404, 417, 436, 439. — **Trélat**., Kyste du cordon, *Progrès médical*, 1878. — **Vautrin**, *Revue médicale de l'Est*, 1er février 1889. — **Wechselmann**, Ueber Hydrocele muliebris, *Arch. für klin. Chir.*, 1890, p. 578. — **Thomas H. Manley**, *Medical News*, New-York, juillet 1896.

CHAPITRE PREMIER

Historique.

Léonide et Paul d'Egine, d'après Scarpa, avaient distingué deux variétés d'hydrocèle du cordon : « l'une diffuse et l'autre enkystée ». Fallope, Wideman, Monro, Bertrandi, Douglas, Pott acceptèrent cette division. Il s'agit, d'après ces auteurs, d'une hernie aqueuse siégeant dans le tissu cellulaire du cordon. Quand Hunter eut étudié la descente du testicule et la formation de la vaginale, on admit bien la possibilité d'une accumulation de liquide dans la vaginale, qui, par suite d'un arrêt de développement, était encore en communication avec la cavité abdominale ; mais on ne pensa pas que des collections pussent se produire « dans des poches isolées, dues à l'oblitération incomplète du canal de communication ».

Wideman, Boerhaave, Garengeot, Ledran ont trouvé des hydrocèles, « où le testicule se pouvait sentir avec les doigts » ; ils prétendirent « que, dans ce cas, l'enflure et l'humeur étaient dans la portion du péritoine au-dessus du testicule ». Pour Boyer, il s'agit d' « une poche formée par la pression et la condensation des lames du tissu cellulaire ». Après les travaux de Chassaignac sur le canal péritonéo-vaginal, et surtout après la thèse de Cloquet, « on décrit des kystes développés aux dépens des débris péritonéaux ». Cooper distingue deux sortes de kystes : « les kystes du tissu cellulaire et les kystes séreux proprement dits dus aux débris péritonéaux ».

Malgaigne, dans sa thèse de concours, 1848, admet que les « hydrocèles du cordon » ont pour origine les débris péritonéaux. Duplay (thèse de 1865) (1) croit « que les kystes inguinaux du cordon se développent le plus souvent dans l'intérieur des poches séreuses représentant des vestiges du canal péritonéo-vaginal incomplètement oblitéré ». Sans nier complètement qu'ils puissent se développer dans le tissu cellulaire du cordon, on « peut dire, déclare M. Duplay, que rien ne démontre qu'il en soit ainsi ».

Nous voyons arriver, avec Giraldès, une théorie toute différente ; cet auteur, après avoir résumé, en 1858, les travaux de Curling, Paget, Quekett, Follin, Gosselin, Verneuil, prétend que « les kystes sont le produit de dilatation de canaux de nature glandulaire, existant normalement dans le cordon ».

Giraldès découvre des débris du corps de Wolff, dispersés dans le tissu conjonctif de la partie inférieure du cordon ; ces débris sont l'origine des kystes du cordon.

Ces kystes ont attiré « l'attention de beaucoup de nos chercheurs les plus connus bien que leurs conclusions

(1) DUPLAY, *Des collections séreuses et hydatiques de l'aine*. Th. Paris, 1865.

soient discordantes, quant à leur origine » (1). Dans l'Atlas d'anatomie pathologique de Cruveilhier, nous trouvons plusieurs cas d'occlusion imparfaite du processus vaginalis dans son entière longueur. Parfois le canal est fermé, en quatre ou cinq endroits, par des bandes fibreuses. « Le Dran, Meckel, Bergmann et Scarpa rapportent de nombreuses dissections semblables chez le nouveau-né. Curling, dans sa grande expérience, mentionne plusieurs cas semblables, et rapporte, d'après Gosselin et Richet, des cas de cavités séreuses le long du cordon » (2).

(1-2) Thomas H. Manley, Etude sur les kystes inguino-scrotaux (*Medical-News*, New-York, juillet 1896), traduction dans *Archives générales de médecine* (Revue analytique), avril 1897, p. 497 et 498.

CHAPITRE II

Ce que nous entendons par kystes du canal vagino-péritonéal.

Sous le nom général de kystes du cordon, on ne doit pas continuer à confondre les kystes du canal vagino-péritonéal avec des affections, que la clinique rencontre rarement et dont quelques-unes ont une existence encore problématique.

Pour éviter la confusion, qui existe chez beaucoup d'auteurs qui se sont occupés de cette question, nous définirons dès maintenant ce que l'on entend par kystes du cordon, et nous dirons, avec Monod et Terrillon, que « l'hydrocèle enkystée du cordon et les kystes du cordon sont des masses liquides ou semi-liquides, situées le long du cordon spermatique, *mais indépendantes de l'épididyme et du testicule* (1) ».

« Dans l'opinion de Terrillon, beaucoup de ces formations séreuses ont pour point de départ des débris du tissu séreux restés latents et non résorbés, et qui, plus tard, à un âge plus avancé, sous l'influence du froid ou d'une irritation, produisent un liquide qui les distend. Les res-

(1) *Archives générales de médecine* (Revue analytique), avril 1897, p. 500.

tes des corps de Wolff ou des organes de Giraldès, dans le voisinage de l'épididyme, produisent des choses analogues à l'intérieur du scrotum (1). »

Mais il s'agit là de kystes spéciaux, de kystes de l'épididyme et non de kystes du cordon.

Nous dirons, avec Davis, que c'est un peu présumer de nos connaissances en histologie, que de s'en rapporter au microscope seul, pour déterminer le caractère de ces tumeurs.

Aussi avons-nous pensé qu'un nombre considérable d'observations cliniques, accompagnées de gravures montrant des dissections nombreuses, serait de nature à faire connaître au lecteur l'anatomie pathologique du canal vagino-péritonéal et l'évolution, stade par stade, des kystes qui se forment à son niveau.

Nous donnons 127 observations, presque toutes inédites, qui constituent la statistique opératoire intégrale de M. Broca. Nous donnons également 92 figures représentant les pièces qui seront déposées au musée Dupuytren. Nous n'avons jamais trouvé de dispositions nous indiquant que les kystes, dont il s'agit, fussent développés aux dépens de débris du corps de Wolff comme le veut Giraldès. Au contraire, nos observations et les dissections, que l'on trouvera figurées dans ce travail, nous amènent pas à pas à saisir la marche suivant laquelle se développent les kystes du canal vagino-péritonéal. Les auteurs, qui ont

(1) *Archives générales de médecine* (Revue analytique), avril 1897, p. 500.

voulu mettre le siège des kystes du cordon, soit dans le tissu cellulaire, soit dans les débris du corps de Wolff, ont en somme plutôt avancé une affirmation que donné des arguments. Dans tous les cas que nous rapportons, sur les pièces fournies à M. Broca par plus de cent cures radicales, nous trouvons ces kystes développés aux dépens du canal vagino-péritonéal ; et la preuve irréfutable nous en est fournie par leur continuité évidente avec un sac herniaire ; aussi pensons-nous que c'est là la véritable forme sous laquelle se présentent ces tumeurs kystiques.

Pour éviter la confusion, qui règne dans la plupart des descriptions, nous croyons qu'il ne faut pas confondre, sous le nom général de kystes du cordon, ces masses liquides ou semi-liquides *indépendantes du testicule et de l'épididyme* et situées le long du cordon spermatique, masses liquides auxquelles se rapportent les 127 observations consignées ici. Le cordon est un tout, et ces tumeurs liquides n'appartiennent qu'à une de ses parties. Le tissu cellulaire, le canal spermatique et les autres éléments du cordon, les débris du corps de Wolff eux-mêmes, n'ont rien à voir avec la formation de ces kystes.

Seul le canal vagino-péritonéal est en cause ; aussi proposons-nous d'appeler ces tumeurs, non pas kystes du cordon, ce qui prête à la confusion, mais *kystes du canal vagino-péritonéal.* Ce sont les seuls kystes du canal vagino-péritonéal que nous aurons en vue dans le cours de ce travail.

CHAPITRE III

Anatomie pathologique et pathogénie des kystes du canal vagino-péritonéal.

§ 1. — Observations.

Avant d'envisager dans son ensemble l'anatomie pathologique des kystes du canal vagino-péritonéal, il nous paraît nécessaire de consigner, à cette place, un certain nombre d'observations et de dissections, qui nous montrent l'évolution de ces kystes, dans ses différents stades.

A.

CANAL VAGINO-PÉRITONÉAL REPRÉSENTÉ SOIT PAR UN SAC HERNIAIRE ET UN KYSTE, SOIT PAR UN SAC HERNIAIRE AVEC UN CORDON LONG ET MINCE, PLEIN OU CREUX, ET UN KYSTE AU-DESSOUS.

Observation 1 (fig. 1).

Hydrocèle vaginale. — Conduit long et étroit se prolongeant jusqu'à l'anneau inguinal et se terminant par un petit sac herniaire. — Côté droit.

Raoul D..., 10 ans, entré le 8 mai 1897.

Père et mère bien portants. Trois frères, dont deux morts de convulsions à huit mois, l'autre de la coqueluche.

Nourri au sein pendant trois mois, puis au biberon jusqu'à vingt-deux mois. A marché à vingt-trois mois. A eu une ophthalmie purulente à l'âge de huit jours. Convulsions à huit mois ; coqueluche, pneumonie.

Il y a trois semaines, l'enfant a fait une chute dans un escalier. Deux jours après, apparition dans le scrotum, du côté droit, d'une tumeur ayant le volume d'un œuf. Par le repos au lit, la tumeur a, paraît-il, un peu diminué.

Tumeur oblongue, se réduisant en partie quand le malade est dans le décubitus dorsal, fluctuante, lisse, transparente, indolente, sans changement de coloration à la peau. Testicule en bas et en arrière, largement adhérent à la tumeur liquide. Quand on saisit le testicule entre les doigts, on ne peut le sentir sur toutes ses faces ; on perçoit du liquide entre sa partie antérieure et le doigt. Nous plaçons le pouce et l'index au-dessous du testicule, et nous les rapprochons de telle sorte que du liquide puisse passer entre les deux doigts, mais qu'une tumeur limitée par une poche soit arrêtée ; puis nous pressons alors sur la tumeur. Le liquide passe entre nos deux doigts, s'accumule au-dessous d'eux et en avant du testicule, qui se trouve alors plus complètement entouré par le liquide. Il s'agit donc d'un épanchement dans la vaginale, d'une hydrocèle, et non d'un kyste du cordon, ainsi que le diagnostic en avait été porté, à un examen précédent trop rapide.

La manœuvre, que nous avons employée pour porter un diagnostic exact, a déjà été signalée par nous, dans un article publié dans la *Gazette hebdomadaire de médecine et de chirurgie* du 18 juillet 1897, et reproduit en substance dans l'observation 34 du présent ouvrage.

Opération le 13 mai 1897.

Extirpation de la vaginale, qui se prolonge en un conduit étroit jusque dans le canal inguinal (Voy. fig. 1).

Réunion immédiate. Exeat le 31 mai 1897.

On voit (fig. 1) une partie de la vaginale, qui se continue sous la forme d'un canal se rétrécissant à mesure que l'on se rapproche de l'anneau inguinal. Une sonde *c* a été placée dans la cavité du canal qui vient d'être décrit. En *a* se trouve un petit sac herniaire, qui ne conte-

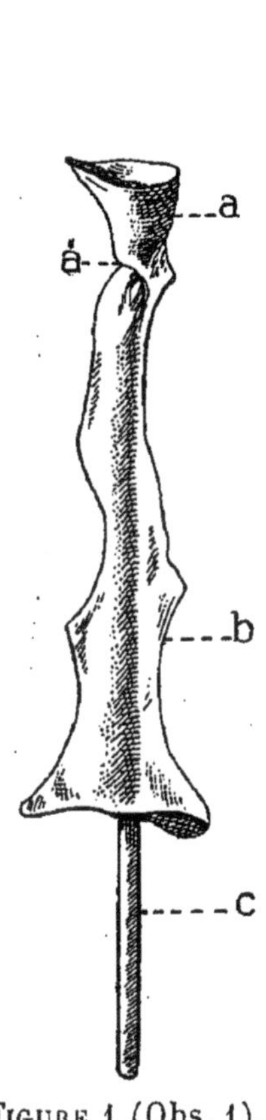

FIGURE 1 (Obs. 1).

a. Sac herniaire. — *b*. Parois de la vaginale se prolongeant en un long canal jusqu'au niveau de l'anneau inguinal. — *c*. Stylet.

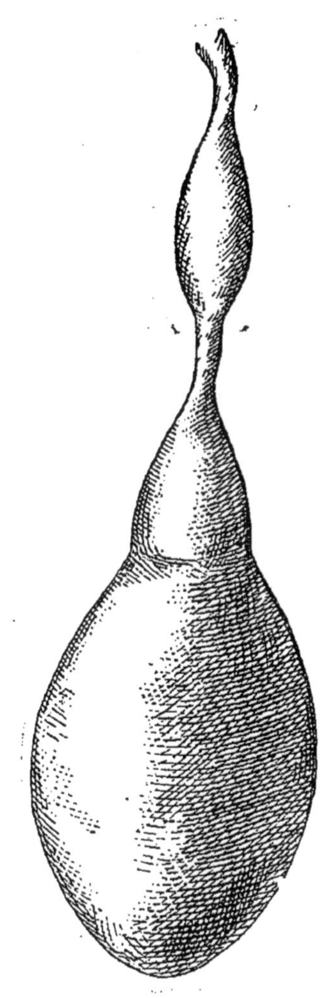

FIGURE 2 (Schéma).

Schéma ; hydrocèle congénitale communicante.

nait ni épiploon ni intestin. Sur la pièce, aussitôt après l'opération, il nous a semblé remarquer, en regardant par l'orifice du sac herniaire, un pertuis très petit faisant communiquer le sac avec la cavité vaginale.

C'est ce qui nous explique la réduction relative de la tumeur, lorsque le malade était dans le décubitus dorsal.

La figure 2 représente une hydrocèle congénitale communicante. Si nous comparons cette figure à la figure 1, nous voyons que la première ne diffère de la seconde que par une oblitération *a'* (figure 1) au niveau de la partie supérieure, et par la présence d'un petit sac herniaire *a*.

Mais ce qu'il importe de retenir, c'est que nous avons, figure 2, une persistance complète du canal vagino-péritonéal, et, figure 1, une persistance à peu près complète de ce canal, qui est représenté par le sac herniaire *a* se continuant, par le long canal *b*, avec la vaginale.

En somme, ici, le canal vagino-péritonéal existe, mais interrompu, au niveau du point *a*, pour se continuer ensuite par le sac herniaire *a*.

Observation 2 (fig. 3).

Kyste du canal vagino-péritonéal surmonté d'un sac herniaire long et étroit, côté droit. — Pointe de hernie à gauche. — Cure radicale. — Guérison.

B.... André, 14 ans.

Pas de hernie dans la famille. Le père est mort d'une congestion cérébrale. Sa mère est bien portante, 4 autres enfants.

Le jeune B... André, né à terme, nourri au sein par sa mère, a été atteint du croup à 3 ans et demi et a été opéré. Depuis, bonne santé.

A l'âge de 12 ans et demi, le lendemain d'une partie de campagne, l'enfant sentit une douleur dans les bourses ; les parents remarquèrent une grosseur, pour laquelle ils le conduisirent à l'hôpital Bichat, il y a 8 jours ; on conseilla un suspensoir qui ne put être supporté.

L'enfant entra alors à Trousseau, le 27 avril 1896.

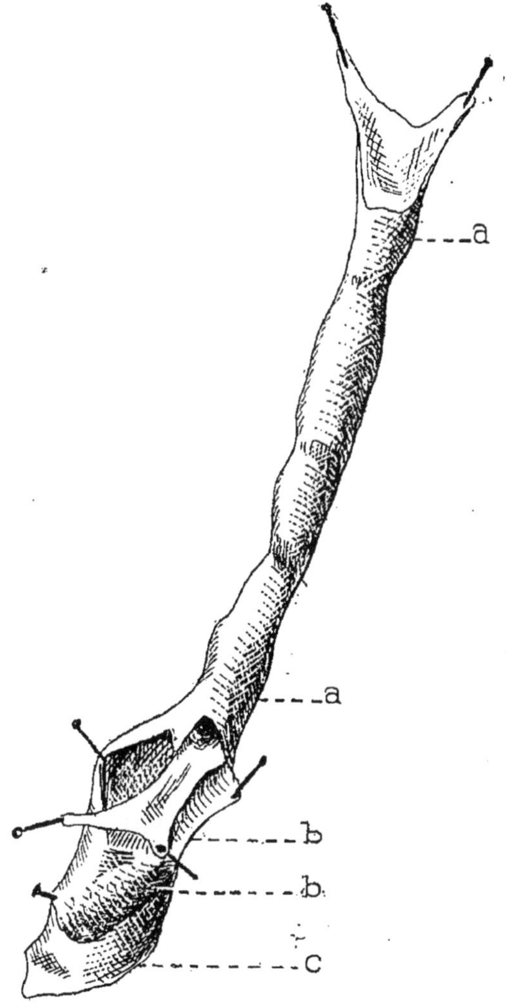

FIGURE 3 (Obs. 2).
a a. Sac herniaire long et étroit. — *b b.* Kyste. — *c.* Paroi supérieure de la vaginale adhérente au kyste.

L'examen permit de constater, 1° à droite, un petit kyste du cordon avec une pointe de hernie ; l'orifice inguinal droit était largement dilaté ; 2° à gauche, une pointe de hernie inguinale. Les testicules étaient dans les bourses.

6 *mai*. — Cure radicale double.

On trouva : 1° à droite, le kyste du cordon qui descendait jusqu'à la vaginale mais sans communiquer avec elle ; il y était adhérent par son pôle inférieur et était surmonté d'un sac herniaire long et étroit ; 2° à gauche, une pointe de hernie dans la base du cordon, avec ligament de Cloquet descendant jusqu'à la vaginale (V. fig. 3).

17 mai. — Exeat. Belle réunion des deux côtés. Toutefois, du côté droit, les tissus sont empâtés et un peu douloureux à la pression. L'enfant sort avec un pansement humide.

Revu le 31 juillet 1897 : pas de récidive ; testicule et cordon de volume normal ; le testicule est situé un peu haut, le malade éprouve quelques douleurs après la marche prolongée.

La figure 3 représente un long sac herniaire de 7 centimètres, extrêmement étroit, ayant à peine 7 millimètres dans sa plus grande largeur : c'est un véritable canal du volume d'une grosse plume d'oie. Au-dessous et dans son prolongement, on voit un petit kyste. Le canal vagino-péritonéal, ouvert sur une hauteur de 7 centimètres, contient une hernie, puis s'oblitère pour se dilater ensuite et former le kyste du cordon représenté ici.

Il suffit de jeter un coup d'œil sur les figures 1, 2 et 3 pour voir la filière qui conduit de l'une à l'autre.

Observation 3 (fig. 4).

Kyste du canal vagino-péritonéal surmonté d'un second kyste long et mince reliant le premier à un sac herniaire sus-jacent (côté gauche). — Cure radicale. — Guérison.

G... Simon, 6 ans et demi.

Le grand-père paternel a eu une hernie. Pas d'autres antécédents herniaires.

L'enfant nourri au sein, puis au biberon, a eu le croup, il y a deux mois.

La tumeur dont il est atteint à gauche est connue depuis 2 ans ; il n'a pas porté de bandage.

Il est entré à l'hôpital Trousseau le 19 mai 1896. On diagnostiqua un kyste du cordon avec une pointe de hernie au-dessus.

20 *mai*. — Cure radicale.

27. — Ablation des fils, réunion par première intention.

3 *juin*, l'enfant sort guéri.

La figure 4 reproduit la pièce ; on y voit un kyste B, de la grosseur d'une noix, à base inférieure et à sommet supérieur. Son extrémité supérieure est fermée par un diaphragme, très apparent sur la pièce fraîche. Immédiatement au-dessus et reliant le kyste B à un sac herniaire *a*, on voit un canal *b* dont les parois ont été ouvertes ; c'est un ligament de Cloquet, qui a la forme d'un cordon volumineux et creux et montre la transition entre le canal vagino-péritonéal et le cordon mince et plein, qui constitue à proprement parler le ligament de Cloquet. Le petit canal, que présente ce ligament, a une longueur de 5 centimètres, et son extrémité supérieure est séparée du sac herniaire par un diaphragme.

Le canal vagino-péritonéal est nettement représenté par le cordon volumineux et creux *b*, et se continue au-dessous de lui par le kyste B, et au-dessus par le sac herniaire *a*.

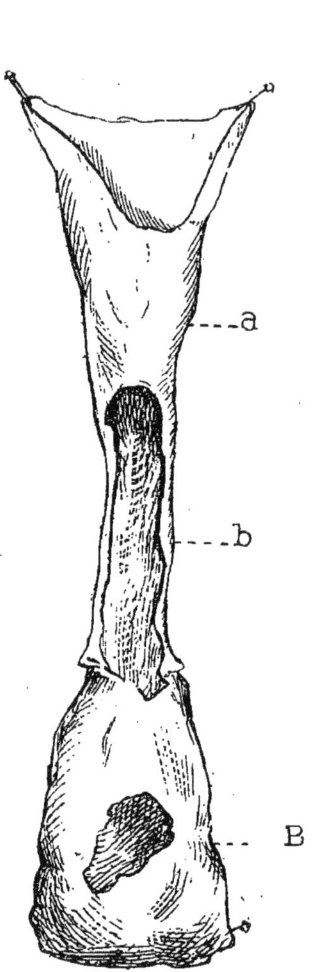

FIGURE 4 (Obs. 3).

a. Sac herniaire. B. Kyste du canal vagino-péritonéal. — *b*. Trajet canaliculé, présentant un diaphragme à chacune de ses extrémités, et reliant le kyste B au sac herniaire *a*.

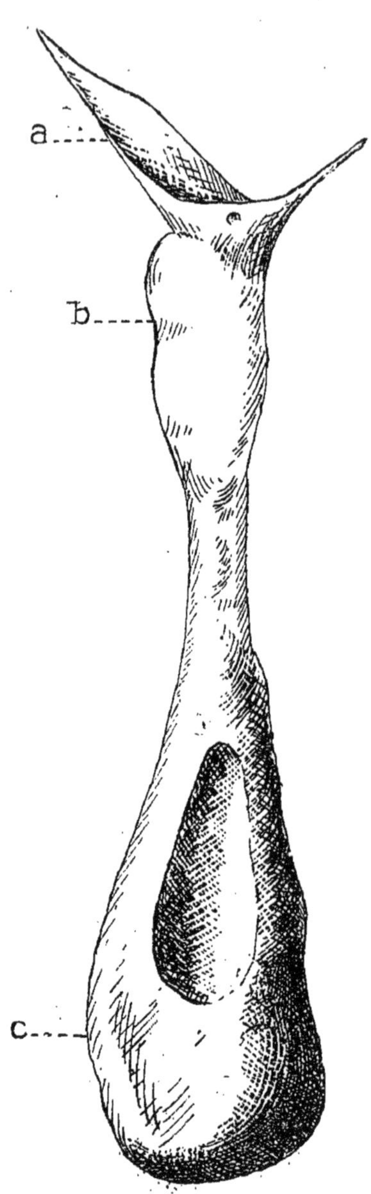

FIGURE 5 (Obs. 4).

b. *c*. Kyste long et étroit s'élargissant en bas en forme de massue.
a. Sac herniaire sus-jacent.

OBSERVATION 4 (fig. 5).

Kyste du canal vagino-péritonéal, long et étroit, s'élargissant en forme de massue à son extrémité inférieure. — Sac herniaire sus-jacent ; côté droit. — Cure radicale. — Guérison.

J... Gaston, 6 ans.

Pas de hernie chez les père et mère, ni chez leurs deux autres enfants.

Le jeune Gaston J... est né à terme et s'est toujours bien porté.

Il est atteint d'une hernie inguinale droite, pour laquelle il a toujours porté un bandage.

Il est entré à l'hôpital Trousseau le 27 janvier 1896. L'examen permet de constater, du côté droit, une tumeur lisse, molle, fluctuante, irréductible, de la grosseur d'un œuf de poule, qui produit une impulsion à la toux ; le testicule est dans l'anneau. Du côté gauche le testicule est normal.

Cure radicale le 30 janvier. On trouve un kyste du cordon.

6 février, ablation des fils. Pansement iodoformé.

16 février. Cicatrisation complète. L'enfant sort guéri.

Revu le 31 juillet 1897. Pas de récidive; testicule et cordon de grosseur normale.

Sur la figure 5, on voit en *a* un sac herniaire, et en *b c* un long kyste, affectant une disposition particulière.

Dans son ensemble, ce kyste a une longueur de 12 centimètres ; il est très étroit à sa partie supérieure où il a la forme d'un véritable canal ; plus bas, sur une longueur de 6 centimètres, il s'élargit progressivement en forme de massue.

Le canal vagino-péritonéal, représenté dans sa partie supérieure par le sac herniaire *a*, se continue au-dessous par un long canal, qui va en s'élargissant vers sa partie inférieure et constitue dans son ensemble un kyste allongé.

OBSERVATION 5 (fig. 6).

Kyste du canal vagino-péritonéal avec hernie inguinale droite.

G... Max, entré le 15 janvier 1897 ; opéré le 17 ; sorti guéri le 31.

Sur la figure 6, qui représente la pièce, les parois du

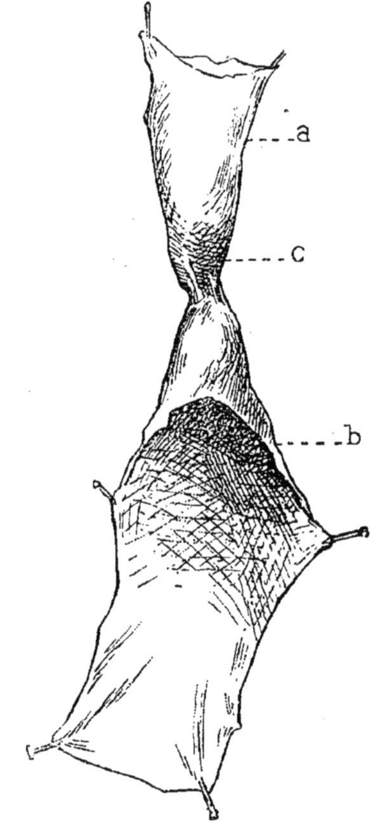

FIGURE 6 (Obs. 5).

a. Sac herniaire. — *b*. Kyste du canal vagino-péritonéal. — *c*. Point rétréci au niveau duquel le kyste se continue avec le sac herniaire.

kyste sont ouvertes au niveau de son pôle inférieur. Le

pôle supérieur s'amincit et se continue immédiatement avec le sac herniaire, également aminci en ce point.

En somme, le kyste et le sac herniaire forment deux tumeurs olivaires, accolées par leurs extrémités correspondantes.

Le canal vagino-péritonéal est représenté ici par un long trajet présentant deux renflements : l'un *a*, le sac herniaire, l'autre *b*, le kyste, renflements séparés par un point rétréci *c*.

Observation 6 (fig. 7).

Kyste du canal vagino-péritonéal à droite. — Sac herniaire sus-jacent. — Cure radicale. — Guérison.

N... Marcel, 9 ans.

Antécédents héréditaires nuls.

L'enfant est né à terme et a été nourri au sein. Dès sa naissance, on avait remarqué une grosseur dans les bourses ; à l'âge de 6 mois, on lui fit porter un bandage, et, au bout d'un an, la grosseur disparut.

Il y a un mois, on s'aperçut de la grosseur actuelle.

L'enfant fut admis à l'hôpital Trousseau le 7 mai 1896. On constata un volumineux kyste du cordon, à droite ; ce kyste était nettement senti au-dessus du testicule et remontait le long du cordon.

Cure radicale le 18 mai. On trouva un kyste du cordon reposant en bas sur le testicule, sans communication avec la vaginale.

25 mai, ablation des fils ; réunion par première intention. — 30 mai, cicatrisation parfaite ; ni rougeur, ni douleur. — 5 juin, exeat.

La figure 7 nous montre le kyste fendu par le milieu, avec ses parois étalées. Immédiatement au-dessus, on voit un sac herniaire volumineux. Le kyste et le sac herniaire sus-jacent sont séparés extérieurement par un sillon très net. Si l'on passe une sonde cannelée, soit du côté du kyste, soit du côté du sac herniaire, elle ne pénètre pas de l'un dans l'autre ; il existe une membrane qui établit une séparation bien marquée.

Sur cette pièce, le canal vagino-péritonéal devient moins long que dans les figures précédentes. Le trajet in-

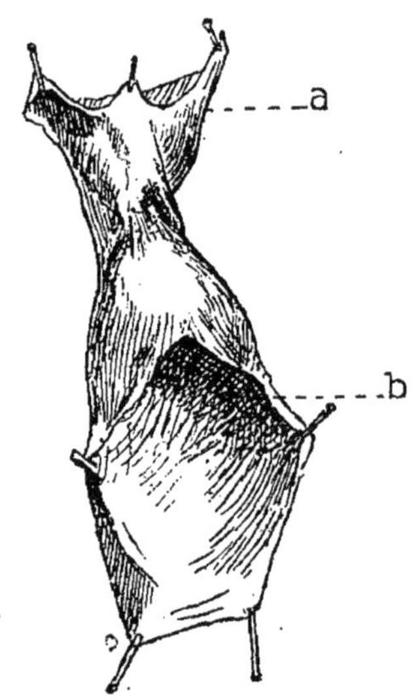

FIGURE 7 (Obs. 6).

a. Sac herniaire. — *b*. Kyste.

termédiaire, que nous voyons nettement représenté en *b*, figure 4, tend ici à disparaître. Le sac herniaire *a* et le kyste *b*, qui forment les deux extrémités du canal vagino-péritonéal, se rapprochent de plus en plus ; sur la figure 8, nous les verrons absolument sessiles.

OBSERVATION 7 (fig. 8).

Kyste du canal vagino-péritonéal ; immédiatement au-dessus, sac herniaire (côté gauche). — Cure radicale — Guérison.

L... Maurice, 5 ans.

Cet enfant, qui n'a pas d'antécédent héréditaire, reçut un coup de pied d'un camarade, en décembre 1895 ; on s'aperçut alors qu'il portait une grosseur dans la région inguinale gauche.

Il entra à Trousseau, salle Denonvilliers, le 25 février 1896.

L'examen permit de constater une tumeur volumineuse, siégeant en dehors de l'orifice inguinal du côté gauche ; cette tumeur était indépendante du testicule, mobile, très tendue, de nature kystique et sans pédicule bien appréciable au palper.

26 *février*. — Cure radicale. Extirpation d'un kyste du cordon, avec un sac herniaire situé au-dessus.

8 *mars*. — L'enfant sort guéri.

Revu le 31 juillet 1897 ; à gauche, c'est-à-dire du côté opéré, guérison parfaite.

A droite, nous constatons un kyste dans la région inguinale, ce second kyste n'existait pas lors de l'opération subie par le jeune malade.

Il y a donc eu : kyste du canal vagino-péritonéal opéré avec succès à gauche et ultérieurement développement d'un second kyste, mais du côté droit.

La pièce (figure 8) nous montre un volumineux kyste du cordon *b*, surmonté d'un sac herniaire *a*.

Le canal vagino-péritonéal est représenté par le kyste *a* et le sac herniaire *b*, lesquels sont immédiatement accolés, sans interposition d'un trajet intermédiaire. Si le lecteur se reporte aux figures : 1, 2, 3, 4, 5, 6, 7, 8, il se rendra compte des différents degrés parcourus par le canal vagino-péritonéal pour arriver à la formation du kyste *b* représenté figure 8.

Observation 8 (fig. 10).

Kyste du canal vagino-péritonéal. — Hernie inguinale droite. — Sac séparé du kyste par un ligament mince et fibreux. — Cure radicale. — Guérison.

R... Gaston, 20 mois.

Le père a une hernie consécutive à un effort.

La mère a eu la fièvre typhoïde il y a 3 ans ; elle est actuellement bien portante.

L'enfant, fils unique, est venu à terme ; il n'a jamais été malade.

Il est entré à l'hôpital le 22 juillet 1895, pour être opéré d'une hernie inguinale droite avec kyste du cordon.

Cure radicale le 23 juillet ; 31 juillet, ablation des fils ; 11 août, cicatrisation complète de la plaie ; le malade sort guéri.

Revu le 31 juillet 1897 ; résultat parfait.

La figure 10 représente un kyste oblong de 5 à 7 centi-

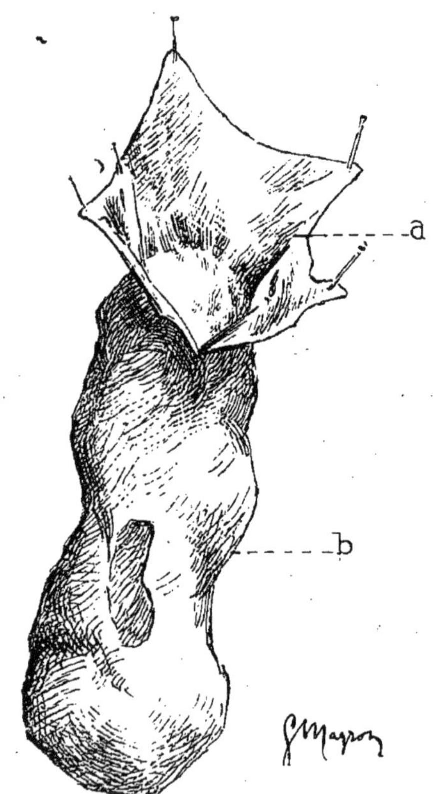

FIGURE 8 (Obs. 7).

a. Sac herniaire immédiatement accolé au kyste *b* et séparé de lui par un diaphragme intérieur nettement figuré.

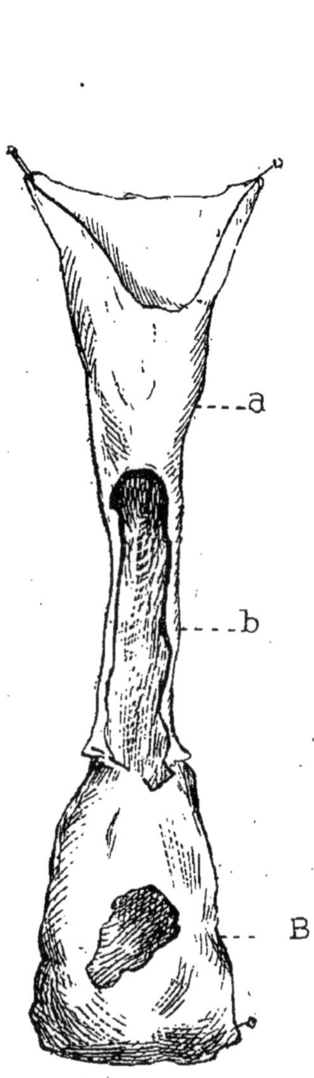

FIGURE 9 (Obs. 3).

a. Sac herniaire. B. Kyste du canal vagino-péritonéal. — *b*. Trajet canaliculé, présentant un diaphragme à chacune de ses extrémités, et reliant le kyste B au sac herniaire *a*.

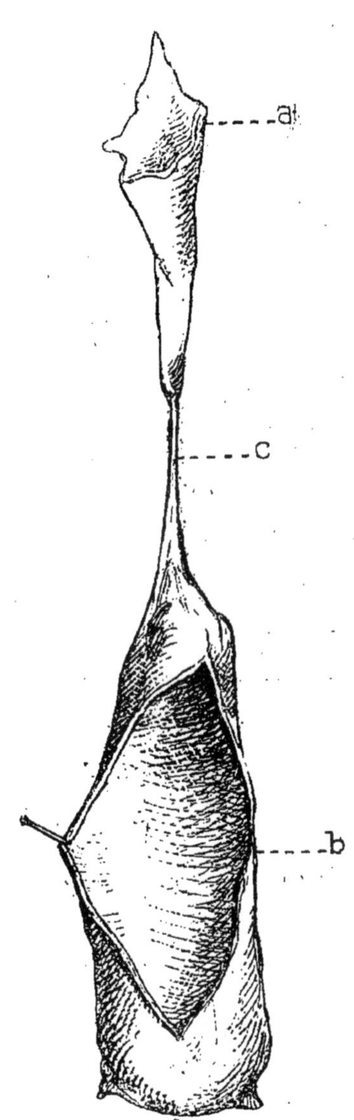

FIGURE 10 (Obs. 3).

a. Sac herniaire ayant contenu l'intestin. — *b*. Kyste du canal vagino-péritonéal. — *c*. Ligament mince et fibreux, ligament de Cloquet séparant le kyste du sac herniaire situé au-dessus.

mètres dans sa plus grande dimension. Immédiatement au-dessus de lui, au niveau de son pôle supérieur, on remarque un cordon fibreux, mince, long de 3 ou 4 centimètres : c'est le ligament de Cloquet, qui nous conduit à la partie inférieure d'un sac herniaire très apparent.

Nous avons vu, dans l'observation précédente (fig. 8), comment le canal vagino-péritonéal pouvait n'être représenté que par un sac herniaire et un kyste immédiatement accolés ; mais il n'en est pas toujours ainsi. Si l'on se reporte à la figure 4 que nous reproduisons de nouveau, page 25, on verra que le cordon volumineux et creux *b*, ne disparaît pas toujours, il s'amincit parfois jusqu'à devenir un véritable cordon fibreux, cordon de Cloquet, comme on le voit en *c* sur la figure 10. Le canal vagino-péritonéal est donc représenté ici par un sac herniaire *a*, par un cordon fibreux *c*, et un kyste *b*, situés dans le prolongement les uns des autres.

Observation 9 (fig. 11).

Kyste du canal vagino-péritonéal. — Sac herniaire. — Ligament long et mince reliant le kyste au sac herniaire (côté gauche). — Cure radicale. — Guérison.

B... Edouard, 5 ans.

Pas d'antécédent héréditaire.

L'enfant, né à terme, a été élevé au sein par la mère. Il a eu la scarlatine à 2 ans et la rougeole à 3 ans.

La hernie, dont il est atteint, est connue depuis l'âge de 3 mois. Elle aurait complètement disparu par le port d'un bandage en caoutchouc appliqué jour et nuit ; elle a reparu depuis 10 jours.

L'enfant a été admis à l'hôpital Trousseau le 26 mai 1896. On constata une pointe de hernie inguinale à gauche, avec orifice inguinal assez largement dilaté ; on n'a pu faire descendre la hernie dans les bourses.

Opération le 28 mai. — On trouva, au-dessous de la hernie, un kyste du cordon, qui fut enlevé.

5 *juin.* — Ablation des fils ; réunion par première intention.

11. — L'orifice est fermé avec une cicatrice bien résistante.

La figure 11, dessinée d'après la pièce, montre un sac herniaire à la partie supérieure ; au-dessous, on voit un petit cordon mince reliant le sac de la hernie au kyste du cordon : c'est un véritable ligament de Cloquet.

Le kyste, qui a 4 ou 5 centimètres dans sa plus grande dimension, présente une forme oblongue. Le sac herniaire *a*, le ligament de Cloquet *c*, le kyste *b* sont, comme dans l'observation précédente, les vestiges du canal vagino-péritonéal.

Observation 10 (fig. 12).

Kyste du cordon droit ayant donné lieu à des phénomènes d'étranglement. — Cure radicale. — Guérison.

B... Edouard, 3 ans 1/2.

On amène l'enfant à l'hôpital, le 8 septembre 1896, pensant qu'il avait une hernie étranglée ; mais, dans le service, on diagnostiqua un kyste du cordon droit.

La tumeur, du volume d'un œuf de poule, est située dans les bourses au-dessus du testicule et remonte jusqu'à l'orifice du canal inguinal, qui est dilaté.

Cure radicale le 11 septembre. Ablation des fils le 17 septembre.

Exeat le 24 septembre.

Sur la pièce, reproduite figure 12, on voit le kyste largement ouvert. La partie supérieure du kyste est seule représentée. Au-dessus de son extrémité supérieure, on remarque un mince cordon fibreux ; c'est le ligament de

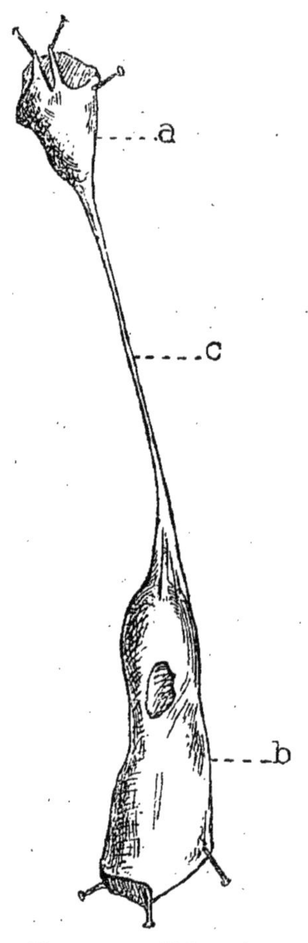

FIGURE 11 (Obs. 9).

a. Sac herniaire. — *b.* Kyste. — *c.* Ligament long et mince reliant le kyste au sac herniaire.

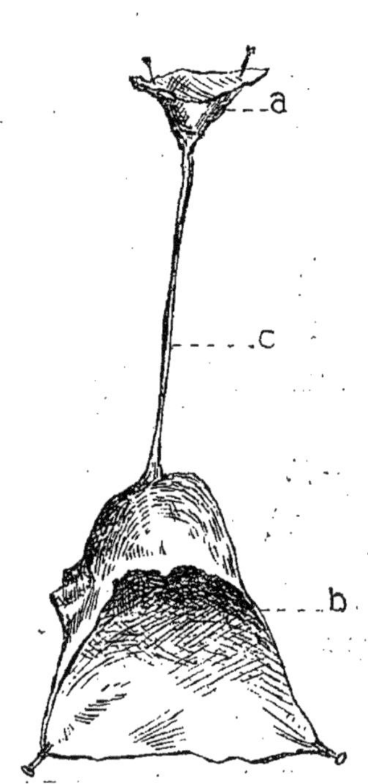

FIGURE 12 (Obs. 10).

a. Sac herniaire. — *b.* Kyste. — *c.* Ligament long et mince reliant le kyste au sac herniaire.

Cloquet, vestige du canal vagino-péritonéal, dont le sac herniaire *a* et le kyste *b* sont également des restes.

B.

CANAL VAGINO-PÉRITONÉAL REPRÉSENTÉ PAR UN SAC HERNIAIRE ET UNE SÉRIE DE KYSTES DISPOSÉS EN CHAPELET LES UNS AU-DESSOUS DES AUTRES.

Jusqu'ici nous avons vu le canal vagino-péritonéal représenté simplement soit par un sac herniaire et un kyste, soit par un sac herniaire, un cordon long et mince, plein ou creux, et un kyste au-dessous.

Mais le canal vagino-péritonéal peut encore être représenté par un sac herniaire et une série de kystes disposés en chapelet les uns au-dessous des autres. On voit cette disposition dans les deux observations suivantes, figures 13 et 14, pages 31 et 32.

Observation 11 (fig. 13).

Kystes du canal vagino-péritonéal disposés les uns au-dessous des autres en grains de chapelet. — Ponction, récidive. — Cure radicale. — Guérison (côté gauche).

Th... Auguste, 5 ans 1/2.

Ni hernie, ni kyste connus dans la famille.

Chez l'enfant dont il s'agit, la tumeur est apparue à 2 ans 1/2, a grossi assez rapidement et a présenté un volume variable ; l'année dernière elle a été ponctionnée et s'est reproduite 5 mois après.

L'enfant est entré à Trousseau le 23 novembre 1895.

On a constaté que la tumeur, du volume d'un œuf de pigeon et siégeant sur le trajet du cordon inguinal gauche, au-dessous de l'orifice inguinal, était indépendante du testicule, rénitente et paraissait irréductible ; les variations de volume racontées par la mère feraient croire à un canal péritonéo-vaginal valvulé. — A droite, le testicule était oscillant.

25 *novembre.* — Opération. Extirpation de kystes du cordon multiples.

8 *décembre.* — La plaie est complètement cicatrisée et l'enfant sort guéri. A droite, le testicule est à la partie supérieure des bourses, et à gauche, il est au fond.

Revu le 31 juillet 1897 ; excellent résultat.

Figure 13, nous constatons trois kystes superposés. Le kyste inférieur *a* a ses parois largement ouvertes ; le kyste moyen *b*, situé immédiatement au-dessus du précédent, est volumineux, avec une longueur de 4 à 5 centimètres ; enfin le kyste supérieur *c* est plus petit que les autres et affecte une forme à peu près sphérique.

En résumé, le canal vagino-péritonéal nous présente, dans une grande partie de sa longueur, un véritable chapelet kystique.

Dans sa note à la *Société anatomique*, présentée en juin 1894, M. Delanglade a figuré une pièce analogue, dont nous donnons ici le dessin (p. 32, fig. 14). En parcourant notre mémoire, on trouvera plusieurs autres figures analogues, où les kystes, superposés et parfois inclus les uns dans les autres, offrent un degré variable de complexité.

C.

KYSTES DÉVELOPPÉS AUX DÉPENS DU CANAL VAGINO-PÉRITONÉAL ET AFFECTANT UNE DISPOSITION CONCENTRIQUE LES UNS PAR RAPPORT AUX AUTRES.

Les deux observations suivantes (figures 15 et 16, pages 34 et 36) ont pour objets des kystes développés aussi aux dépens du canal vagino-péritonéal, mais présentant

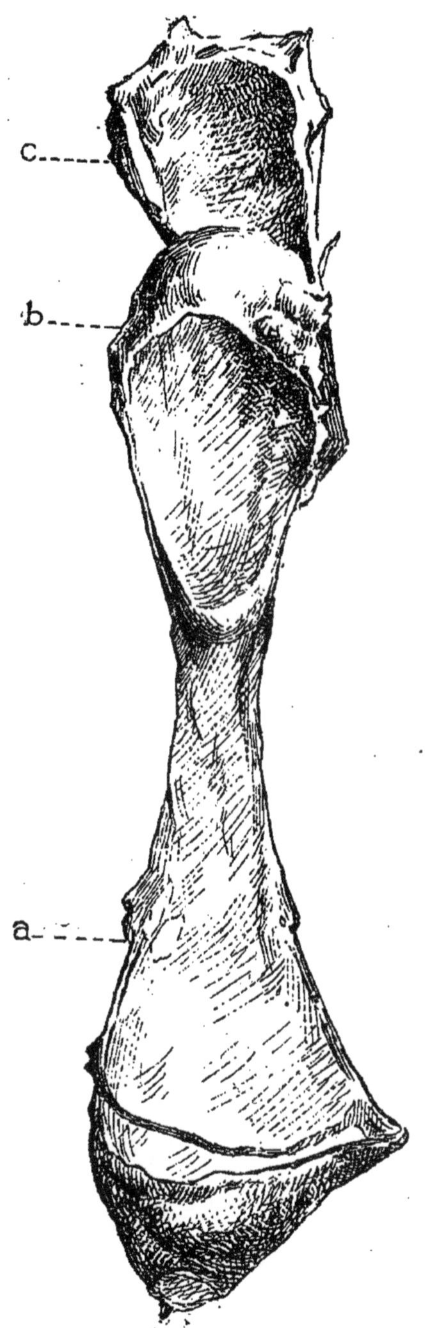

FIGURE 13 (Obs. 11).
a. b. c. Kystes disposés les uns au-dessous des autres en grains de chapelet.

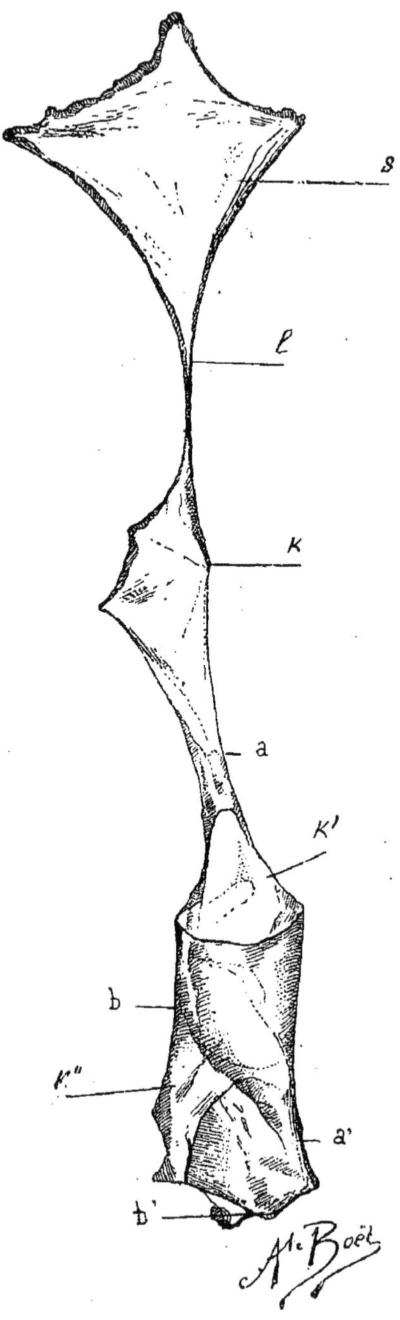

FIGURE 14 (Obs. 24).

s. Sac herniaire étalé. — *l*. Ligament de Cloquet. — *k*. Kyste étalé. — *k'*, 2e kyste ouvert seulement sur une partie de son étendue, se prolongeant jusqu'en *a a'*. — K'' 3e kyste ouvert à sa partie inférieure, se prolongeant en *b b'* outre la forme en chapelet, une disposition concentrique les uns par rapport aux autres (*b* et *c*, figure 15 ; *a*, *b* et *c*, figure 16). Il y a un kyste inclus dans la poche principale, lui aussi contient du liquide. La paroi de ces kystes inclus est d'ordinaire d'une minceur extrême ; elle s'implante sur les cloisons, perforées ou non, qui séparent l'une de l'autre les diverses cavités persistantes du canal péritonéo-vaginal, kystes ou sac herniaire.

Observation 12 (fig. 15).

Volumineux kyste à droite. — Au-dessous, second kyste dans lequel un troisième plus petit se trouve inclus. — Cure radicale. — Guérison.

B... Pierre, 4 ans.

Père bien portant. Mère atteinte de maux d'estomac fréquents avec des vomissements presque continuels, et constipation opiniâtre.

L'enfant, né 7 ans après le mariage, a été d'abord nourri par la mère, puis, au bout d'un mois et demi, mis au biberon, avec lait stérilisé. Il est souvent constipé, et a eu plusieurs fois de l'urticaire.

Il avait un an, quand sa mère remarqua une tumeur dans les bourses ; il a porté jusqu'à ce jour un bandage et un suspensoir.

L'enfant est entré à l'hôpital Trousseau le 3 juin 1896. — On diagnostiqua un volumineux kyste du cordon, à droite. Le testicule était bien indépendant ; pas d'hydrocèle.

8 juin. — Cure radicale.

25. — L'enfant sort guéri. Cependant on sent, près de l'orifice inguinal, un certain empâtement du cordon (hématome léger) ; il n'y a rien au testicule, qui est au fond des bourses.

Figure 15, nous voyons un volumineux kyste oblong, de 6 ou 7 centimètres de longueur sur 3 ou 4 de largeur ; son extrémité supérieure est largement ouverte. Immédiatement accolé à ce kyste et au niveau de son pôle infé-

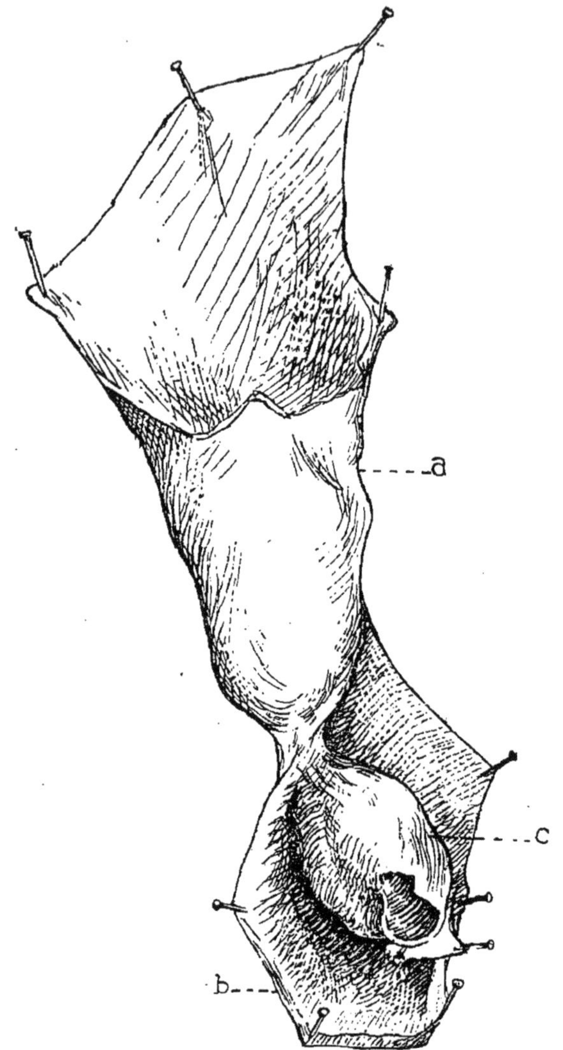

FIGURE 15 (Obs. 12).

a. Volumineux kyste largement ouvert. — *b.* Kyste disposé au-dessous du premier. — *c.* Troisième kyste inclus dans le kyste *b.*

rieur, nous en voyons un second, qui est ouvert pour montrer un troisième kyste inclus dans ce dernier.

Nous avons donc un kyste supérieur volumineux, et immédiatement au-dessous un second kyste, dans lequel un troisième plus petit se trouve inclus.

Observation 13 (fig. 16).

Ectopie testiculaire gauche. — Kystes du canal vagino-péritonéal ayant une disposition concentrique. — Un des kystes c, communique par un petit tunnel avec le sac herniaire. — Cure radicale. — Guérison.

L... Maurice, 12 ans.

La grand'mère maternelle a une hernie ombilicale.

L'enfant, né à terme, a été élevé au sein ; dans les premières années, il a été atteint de convulsions à la suite d'une entérite ; rougeole à 4 ans.

Hernie inguinale gauche connue depuis 5 ans et survenue à la suite d'une chute. On n'a pas fait porter de bandage.

L'enfant est entré à l'hôpital le 16 septembre 1895. La hernie avait la grosseur d'un œuf de pigeon. L'orifice externe de l'anneau inguinal était distendu. Le testicule gauche était à la partie supérieure des bourses ; l'autre en position normale. On sentait le choc herniaire.

Le 17 septembre 1895, cure radicale. On trouva un sac testiculaire au-dessous duquel existait une sorte d'appendice kystique.

Exeat guéri le 28 septembre.

A l'examen de la pièce (figure 16) nous avons constaté 3 kystes disposés de la façon suivante :

Un kyste volumineux *a a* dont l'extrémité inférieure est aperçue nettement ; ses parois sont représentées étalées, en haut de la figure.

En *b*, un kyste oblong, à parois minces, qui était inclus dans le premier.

En *c*, un troisième kyste indépendant et situé immédiatement au-dessous du sac herniaire *e* ; ce kyste était également contenu dans le grand kyste *a a*.

Le kyste *b*, situé dans le prolongement du kyste *c*, lui est adhérent par son pôle supérieur.

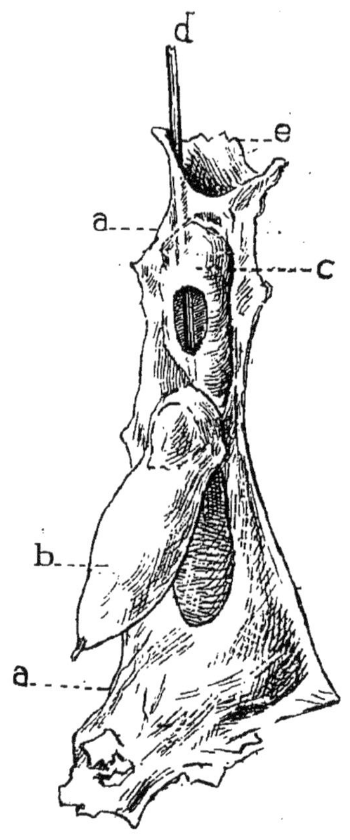

FIGURE 16 (Obs. 13).

a. a. Grand kyste. — *b* et *c*. Deux kystes inclus dans le grand kyste *a*. — *e*. Sac herniaire. — *d*. Stylet montrant le tunnel qui fait communiquer le kyste *c* et le sac herniaire *e*.

En *d*, est figuré un stylet pénétrant par un orifice naturel dans le kyste *c*.

Ce petit canal faisait communiquer le sac herniaire avec le kyste *c*.

OBSERVATION 14 (fig. 17).

Sac herniaire continué par un kyste plongeant dans la cavité de la vaginale distendue par du liquide.

P.... Marcel, 1 an. Entré le 18 novembre 1895, opéré le 19. Sorti guéri le 2 décembre.

Figure 17, nous voyons un sac herniaire *a*, volumineux, ayant une longueur de 7 ou 8 centimètres et une largeur de 3 centimètres ; et au-dessous de son pôle inférieur un kyste du cordon *b*, gros comme une amande, oblong, haut de 2 centimètres et demi.

Ce kyste était inclus dans la tunique vaginale, dont les parois sont représentées en *c d*.

De même que nous avons vu des kystes inclus les uns dans les autres, ici nous en voyons un inclus dans la tunique vaginale.

Le canal vagino-péritonéal présente donc la disposition suivante : en *a* le sac herniaire, et en *c d* la vaginale contenant un kyste *b*. Nous trouvons une disposition analogue à celle représentée figure 15, en *b* et *c*. Nous avons également ici deux kystes concentriques, la vaginale *c d* jouant le rôle du kyste *b*, figure 15, ce qui du reste n'a rien qui étonne, puisque ces kystes et la vaginale ont, pour origine commune, le canal vagino-péritonéal.

OBSERVATION 15 (fig. 18).

Sac herniaire. — Immédiatement au-dessous, kyste contenant lui-même deux autres petits kystes inclus dans sa cavité (côté droit). — Cure radicale, guérison.

G... Raimond, sept ans, entré à l'hôpital Trousseau, le 5 avril 1897.

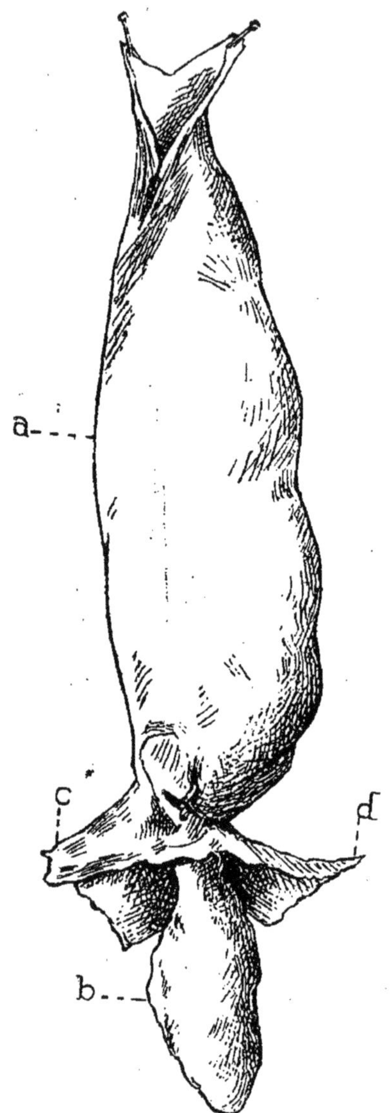

FIGURE 17 (Obs. 14).

a. Volumineux sac herniaire. — *b*. Kyste plongeant dans la vaginale distendue par du liquide. — *c*. *d*. Parois de la vaginale.

Pas de hernie ni chez le père ni chez la mère. Il y a trois ans, l'enfant a eu une bronchite à la suite de laquelle la tumeur scrotale serait apparue.

Nous constatons actuellement du côté droit une tumeur allongée, située au niveau du trajet inguinal et descendant dans le scrotum, jusqu'au contact du testicule. Cette tumeur augmente de volume et devient tendue par la toux ; elle est irréductible.

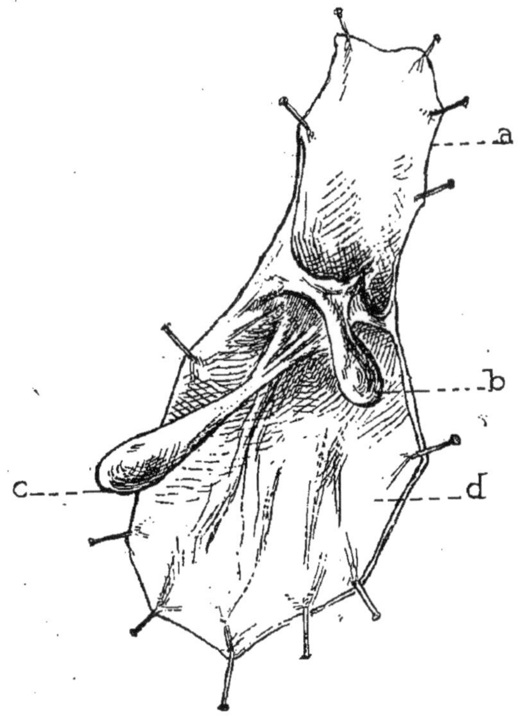

FIGURE 18 (Obs. 15).

a. Sac herniaire. — *d*. Volumineux kyste situé immédiatement au-dessous du sac herniaire. — *c*. et *b*. Deux petits kystes oblongs pédiculés, venant s'insérer sur le diaphragme qui sépare le sac herniaire *a* du kyste *d*.
Ces deux kystes *c* et *b* sont inclus dans le grand kyste *d*.

Du côté gauche le testicule est oscillant.

Opération, le 8 avril 1897. Cure radicale.

On trouve un kyste du canal vagino-péritonéal adhérent à la vaginale, et au-dessus un sac herniaire.

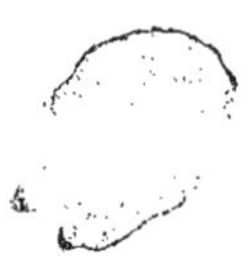

Il n'y avait pas de liquide dans la vaginale.

Exeat le 22 avril. Plaie linéaire bien cicatrisée ; il reste un peu d'orchiépididymite droite, avec une petite adhérence du scrotum au testicule.

Revu le 31 juillet 1897 ; bon résultat, testicule de grosseur normale ; cordon encore un peu plus volumineux que du côté opposé.

La figure 18 représente ce kyste.

On voit en *d* un volumineux kyste largement ouvert et qui adhérait à la vaginale par son extrémité inférieure ;

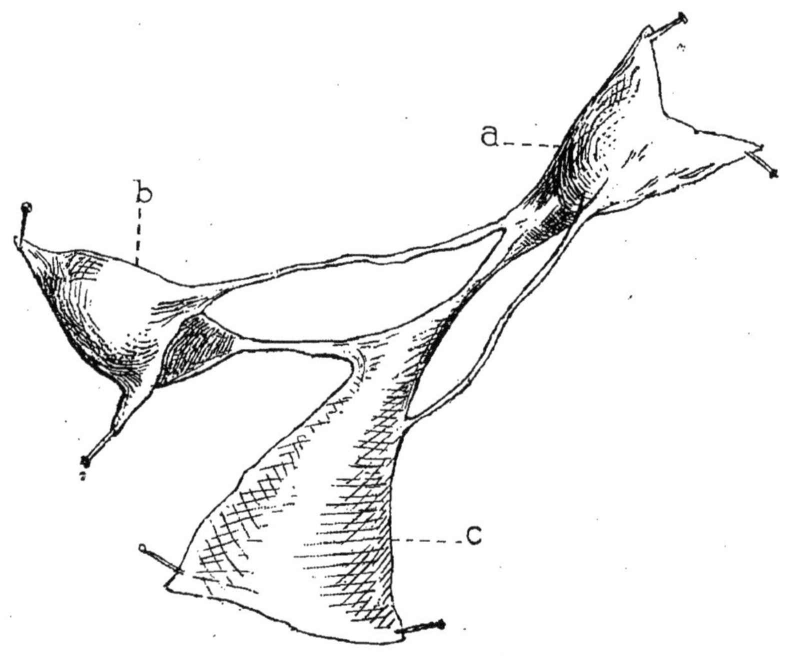

FIGURE 19 (Obs. 16).

a. Sac herniaire. — *b*. Kyste. — *c*. Kyste dont les parois sont largement ouvertes. Le kyste *b* était inclus dans le kyste *c*.

b et *c* sont deux petits kystes oblongs pédiculés, venant s'insérer sur le diaphragme qui sépare le sac herniaire *a* du kyste *d*.

Les petits kystes *b* et *c* sont inclus dans le grand kyste *d*.

OBSERVATION 16 (fig. 19).

H... Paul, entré le 18 janvier 1897, opéré le 19, sorti guéri le 31 janvier.

Hernie inguinale gauche.

La figure 19 représente en *a* un sac herniaire très apparent, permettant l'introduction de l'extrémité inférieure du petit doigt.

En *b* et *c* sont reproduits deux kystes, qui, sur la pièce fraîche, affectaient une disposition concentrique. Les parois du kyste *c* sont ouvertes et étalées ; le kyste *b* était contenu dans ce dernier.

OBSERVATION 17 (fig. 20).

M... Georges, 10 ans, entré le 23 juillet 1894, opéré le 24, sorti guéri le 20 août.

Hernie inguinale droite.

D.

OBSERVATIONS MONTRANT LES RAPPORTS VARIABLES QUE LE SAC HERNIAIRE AFFECTE PARFOIS AVEC LE KYSTE.

Nous allons présenter une série de cinq observations, qui feront connaître les rapports variables que le sac herniaire affecte parfois avec le kyste.

Nous avons montré le sac herniaire séparé du kyste par un vestige, en forme de cordon creux, du canal vagino-péritonéal ; nous avons vu également que ce canal perméable pouvait se changer en un cordon fibreux, ligament de Cloquet.

Enfin nous avons indiqué que toute séparation pouvait disparaître entre le sac herniaire et le kyste du canal vagino-péritonéal, et que, en un mot, le sac et le kyste pouvaient être sessiles l'un par rapport à l'autre.

Nous allons voir maintenant des sacs herniaires sessiles descendre, sous l'influence probable de la poussée

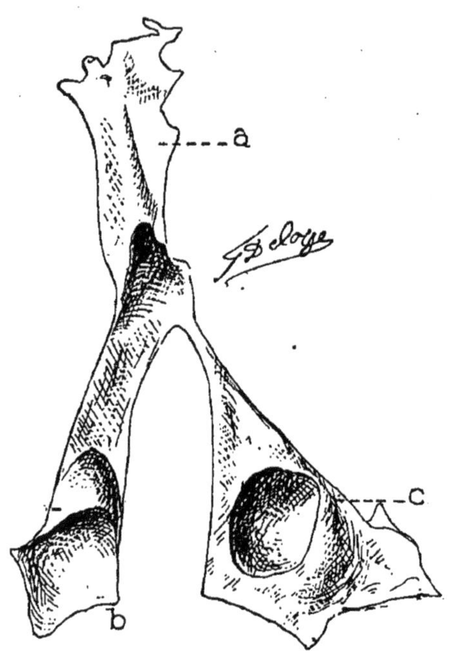

FIGURE 20 (Obs. 17).

c. Kyste piriforme, implanté sur la face inférieure de la cloison qui sépare le sac herniaire *a* du kyste sous-jacent dans la paroi postérieure duquel, en *b*, est en outre un petit kyste inclus.

des viscères, soit sur la paroi antérieure ou postérieure de la poche kystique, soit en dedans ou en dehors de cette tumeur.

Tantôt le sac herniaire conserve une forme cylindrique et demeure étroit, figures 23 et 25, pages 45 et 50 ; tantôt la hernie acquiert un volume considérable, comme dans l'observation 21, figure 24, page 48.

Observation 18 (fig. 21).

Hernie inguinale gauche ; le sac herniaire descend sur la paroi antérieure d'un kyste du canal vagino-péritonéal. — Cure radicale. — Guérison.

Ch... Émile, 4 ans.

L'enfant a eu la coqueluche et plusieurs bronchites.

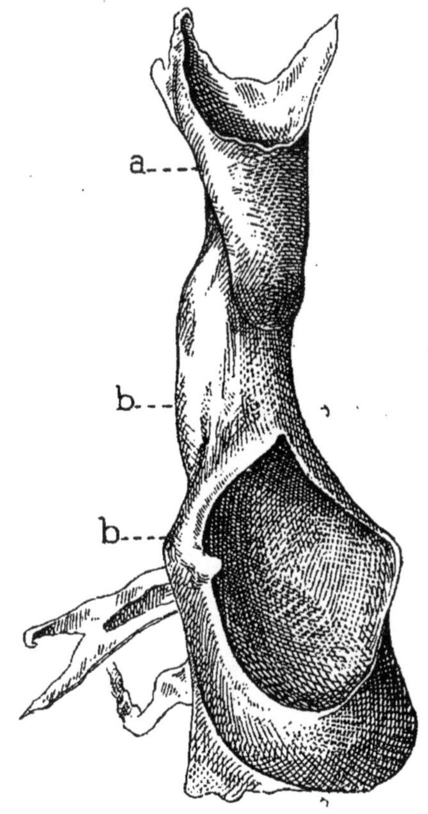

Figure 21 (Obs. 18).

a. Sac herniaire descendant sur la paroi antérieure du kyste *b*.
b. Kyste du canal vagino-péritonéal.

Il a été mis en nourrice ; quand il revint à l'âge de 14 mois, la grand'mère s'aperçut qu'il était atteint d'une hernie gauche.

Elle le porta à la consultation de l'hôpital Trousseau, et M. le Dr Broca lui conseilla de revenir dans quelques mois pour une opération.

L'enfant fut amené à l'hôpital le 17 juillet 1895. Un kyste scrotal fut constaté.

19 *juillet.* — Cure radicale. On trouva que le kyste arrivait au contact de la vaginale, mais ne communiquait pas avec elle.

4 *août.* — Guérison complète. 11 *août,* exeat.

Revu le 31 juillet 1897, bon résultat.

La pièce, représentée figure 21, nous montre le sac herniaire *a*, descendant en avant et un peu sur le côté, au niveau du pôle supérieur du kyste *b*. Ce sac est adhérent aux parois du kyste. Pas de ligament de Cloquet.

Observation 19 (fig. 22).

Hernie inguinale gauche. — Sac herniaire descendant sur la paroi antéro-latérale d'un volumineux kyste du canal vagino-péritonéal. — Cure radicale. — Guérison.

P... Valentin, 3 ans et demi.

Le grand-père maternel était porteur d'une hernie, mais les parents de l'enfant n'en étaient pas atteints.

La mère s'est aperçue que celui-ci avait une hernie inguinale gauche; elle lui fit appliquer un bandage qu'il ne garda que deux jours, ne pouvant le supporter. Les parents le firent soigner ensuite par une guérisseuse et prétendent que la hernie disparut.

L'enfant fut placé en nourrice et les parents n'ont eu connaissance de la hernie actuelle que depuis quelques jours.

Ils amenèrent l'enfant à l'hôpital Trousseau, le 1er avril 1895. On constata un kyste du cordon avec une hernie au-dessus.

Cure radicale, le 3 août, et guérison complète le 8 septembre.

Revu le 31 juillet 1897 ; bon résultat, testicule gauche un peu plus petit que le droit.

Sur la figure 22, nous voyons un volumineux kyste du canal vagino-péritonéal, de 6 centimètres de haut sur

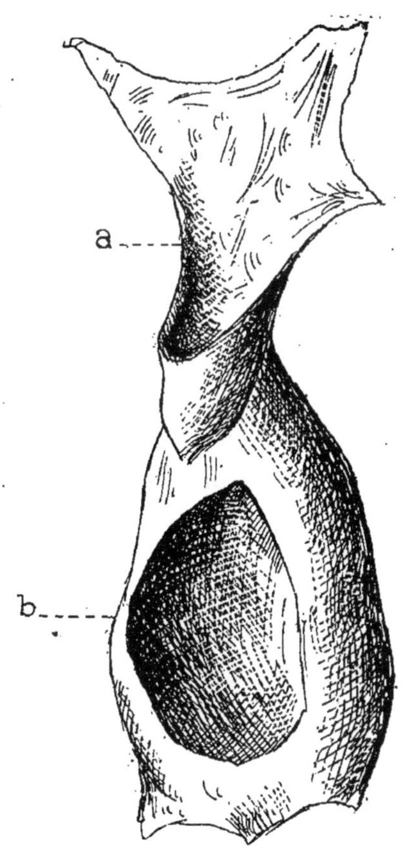

FIGURE 22 (Obs. 19).

a. Sac herniaire descendant sur la paroi antérieure du kyste *b*.

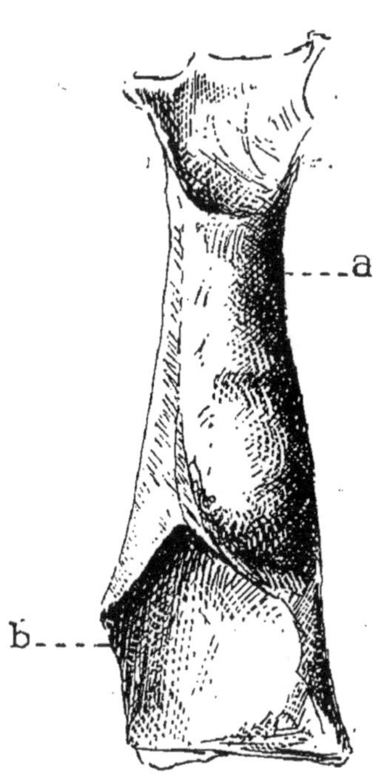

FIGURE 23 (Obs. 20).

a. Sac herniaire long et étroit descendant sur la paroi antéro-latérale du kyste *b*.

deux et demi de large ; ses parois sont ouvertes à la partie moyenne.

En *a*, on aperçoit un sac herniaire, largement ouvert,

immédiatement accolé au pôle supérieur du kyste et descendant en avant de celui-ci ; ce sac est dirigé de haut en bas et de gauche à droite.

La pièce ne présente pas de trace du ligament de Cloquet. Non seulement le sac est accolé au pôle supérieur du kyste, mais encore il descend, sur une hauteur de 2 centimètres, sur la paroi antérieure de celui-ci.

Observation 20 (fig. 23).

Sac herniaire descendant sur la paroi antéro-latérale d'un kyste du canal vagino-péritonéal. — Cure radicale. — Guérison.

R... Henri, âgé de 6 ans et demi.

Entré à l'hôpital Trousseau, le 12 octobre 1895.

Le père a une hernie inguinale double.

L'enfant a été élevé au sein, il a eu la coqueluche vers 2 ans ; il est rachitique et de plus nous devons signaler qu'il a un phimosis.

Il éprouvait déjà une légère douleur dans l'aine depuis 2 mois, quand, il y a 3 semaines environ, la tumeur est apparue, à la suite d'une chute dans les escaliers.

Le malade a été opéré le 14 octobre 1895 ; on constata l'existence d'une hernie avec épiploon et d'un kyste du cordon.

Exeat guéri le 28 octobre.

18 avril 1896, très bon résultat.

Nous voyons en *a* (fig. 23), un sac herniaire long de 5 centimètres et très étroit ; en *b* un kyste du cordon dont les parois sont largement ouvertes ; le kyste adhère immédiatement au sac herniaire ; il se prolonge légèrement en haut sur le côté interne du sac herniaire.

Observation 21 (fig. 24).

Volumineux sac herniaire ; sur son côté externe se trouve un kyste de la grosseur d'une noix (côté droit). — Cure radicale. — Guérison.

D... Gabriel, âgé de 10 ans.

Le père a eu une hernie dans sa jeunesse. Un oncle paternel a une hernie.

L'enfant né à terme, élevé au sein, a marché à 17 mois.

Il était âgé de 15 jours quand on remarqua une grosseur dans les bourses ; on lui fit porter un bandage ; il le quitta 18 mois avant son entrée à l'hôpital Trousseau, qui eut lieu le 18 mai 1896.

L'examen permit de constater : 1° *A droite*, un testicule normal, avec une tumeur de la grosseur du pouce le long du cordon ; l'orifice inguinal externe était très largement dilaté ; il y avait une pointe de hernie ; — 2° *A gauche*, le testicule était moins volumineux que le droit, l'orifice inguinal était légèrement dilaté ; il existait aussi une pointe de hernie.

Cure radicale, du côté droit, le 21 mai.

On trouva un sac funiculaire très spacieux, surmontant un kyste du cordon de la grosseur d'une noix.

La réunion fut faite par première intention et produisit une belle cicatrice. Le testicule était au fond des bourses.

L'enfant sortit de l'hôpital le 7 juin.

Revu le 31 juillet 1897 ; excellent résultat.

Sur la pièce (fig. 24) nous voyons en *a* un sac funiculaire volumineux qui contenait une hernie assez grosse, mais réduite lors de l'examen du malade. Au niveau de l'extrémité inférieure du sac herniaire, mais en dehors de lui et sur le côté, on aperçoit un kyste du cordon *b*, gros comme une noix.

Ici le kyste n'est pas dans le prolongement du sac her-

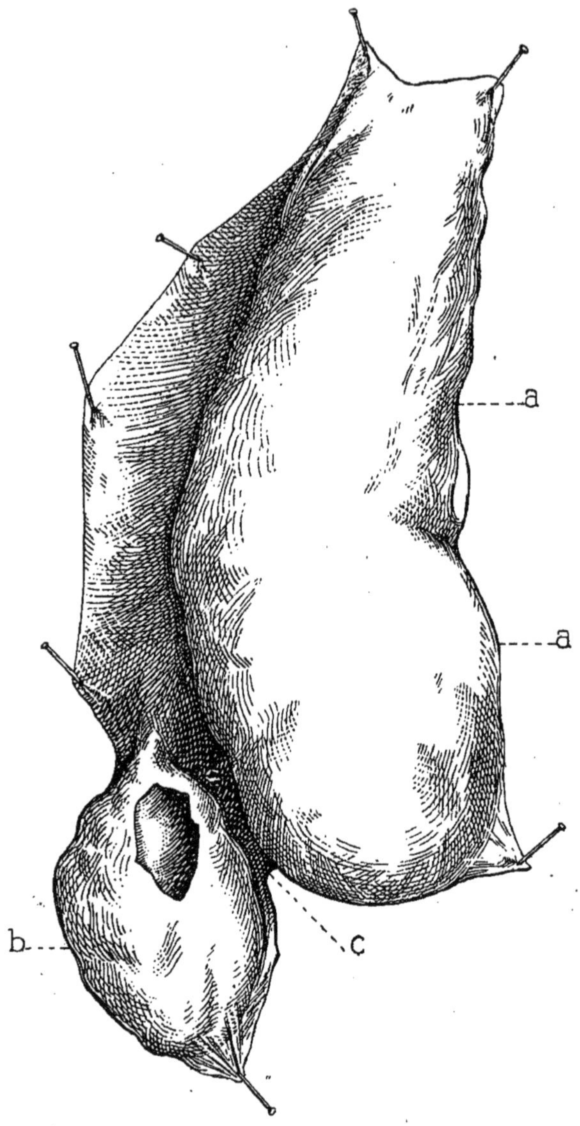

FIGURE 24 (Obs. 21).

a. Volumineux sac herniaire ; sur son côté externe on voit un kyste *b*. — *c*. Membrane étroite et mince reliant le kyste au sac herniaire.

niaire ; il est situé sur son bord externe et relié à lui par une membrane peu épaisse mais large.

OBSERVATION 22 (fig. 25).

Hernie inguinale droite. — Sac herniaire long et étroit ; sur son côté externe on trouve un volumineux kyste ; sur son côté interne et vers son extrémité inférieure existe un second kyste. — Cure radicale. — Guérison.

M... Henri, 14 ans.

Le père, tuberculeux, 51 ans, est à l'hospice de Bicêtre. La mère, bien portante, a eu 7 enfants qu'elle a élevés au sein ; deux sont morts en bas âge.

L'enfant, dont il est question, est entré à l'hôpital Trousseau le 2 juillet 1895 pour une tumeur qui lui était survenue dans la région inguinale droite, quatre mois auparavant, et pour laquelle il avait porté un bandage à ressort, le jour seulement. Cette tumeur était réductible. L'examen fit constater aussi une pointe de hernie à gauche.

Cure radicale. On trouva à droite un kyste du cordon avec hernie et à gauche une pointe de hernie avec un peu de liquide dans le péritoine.

28 *juillet*, l'enfant sort guéri.

En *a* (figure 25) le sac herniaire, long et étroit, est représenté descendant sur le côté gauche du kyste *b*, dont les parois sont étalées. A gauche du sac herniaire, et au niveau de son extrémité inférieure, on voit un second kyste *c* plus petit.

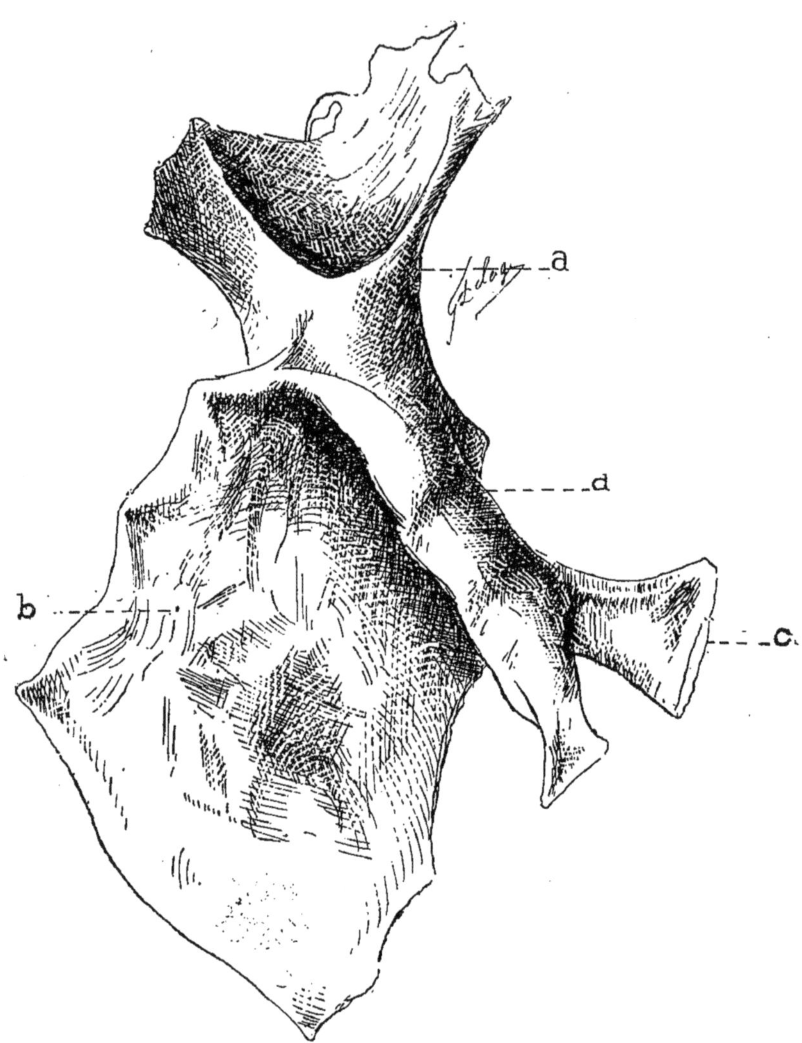

FIGURE 25 (Obs. 22).

a. a. Sac herniaire long et étroit, descendant entre les deux kystes *b* et *c*.
b. Volumineux kyste (parois étalées) situé sur le côté externe du sac.
c. Petit kyste situé sur le côté interne du sac herniaire.

Observation 23 (fig. 26).

M... Eugénie, 7 ans, entrée le 4 juillet 1895, salle Giraldès. Opérée le 6 juillet. Sortie le 21 juillet. Hernie inguinale droite. Hérédité nulle. N'a jamais porté bandage.

Sur la figure 26, nous voyons en *a* le sac herniaire dont les parois sont étalées, et en *b* le kyste du canal vagino-péritonéal situé au-dessous.

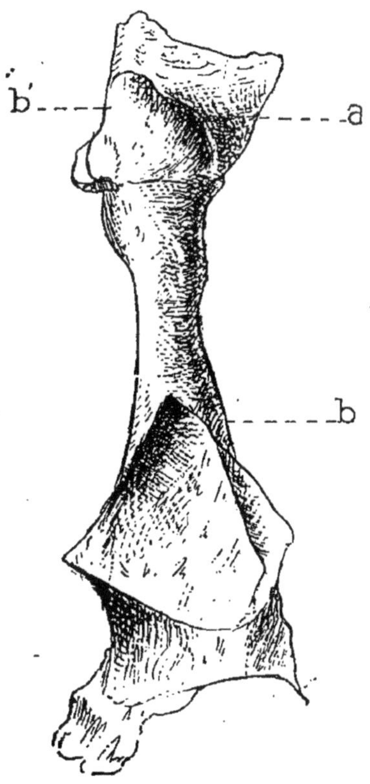

Figure 26 (Obs. 23).

a. Sac herniaire dans la cavité duquel vient bomber l'extrémité supérieure *b'* du kyste *b*, distendu par le liquide.

Le kyste présente un pôle supérieur *b'* bombant, pour

ainsi dire, dans le sac herniaire sur une hauteur d'un bon centimètre. On comprend que le liquide puisse, dans un kyste, distendre ses parois et en particulier celles qui sont les plus faibles. Or c'est ici le cas pour le diaphragme, qui sépare ordinairement le kyste du sac herniaire. Cette pièce montre l'identité d'un kyste du canal de Nück et d'un kyste péritonéo-vaginal.

La figure 27, qui concerne notre observation 84, vient clore la série des observations que nous venons de donner pour montrer les types variables que présentent les kystes du canal vagino-péritonéal dans les différentes phases de leur évolution.

Cette pièce a une très grande importance, parce qu'elle nous représente exactement ce qui a été décrit par les auteurs qui se sont occupés de la hernie inguinale congénitale.

On sait que parfois, dans cette sorte de hernie, le canal vagino-péritonéal présente un diverticule pro-péritonéal ; or ici nous avons une disposition en tout point semblable.

a et *b* sont deux poches kystiques communiquant ensemble. *a* est une poche kystique pro-péritonéale qui plongeait dans le bassin en dedans de l'anneau. En S on voit un sac herniaire séparé des deux kystes *a* et *b* par un diaphragme. *c* est un petit kyste développé sur la paroi inférieure du grand kyste *b*.

En somme nous avons absolument la disposition décrite pour certaines hernies inguinales congénitales.

Le canal péritonéo-vaginal est représenté par un kyste *b*,

communiquant avec une poche pro-péritonéale également kystique. Un de ces diaphragmes, si bien décrits

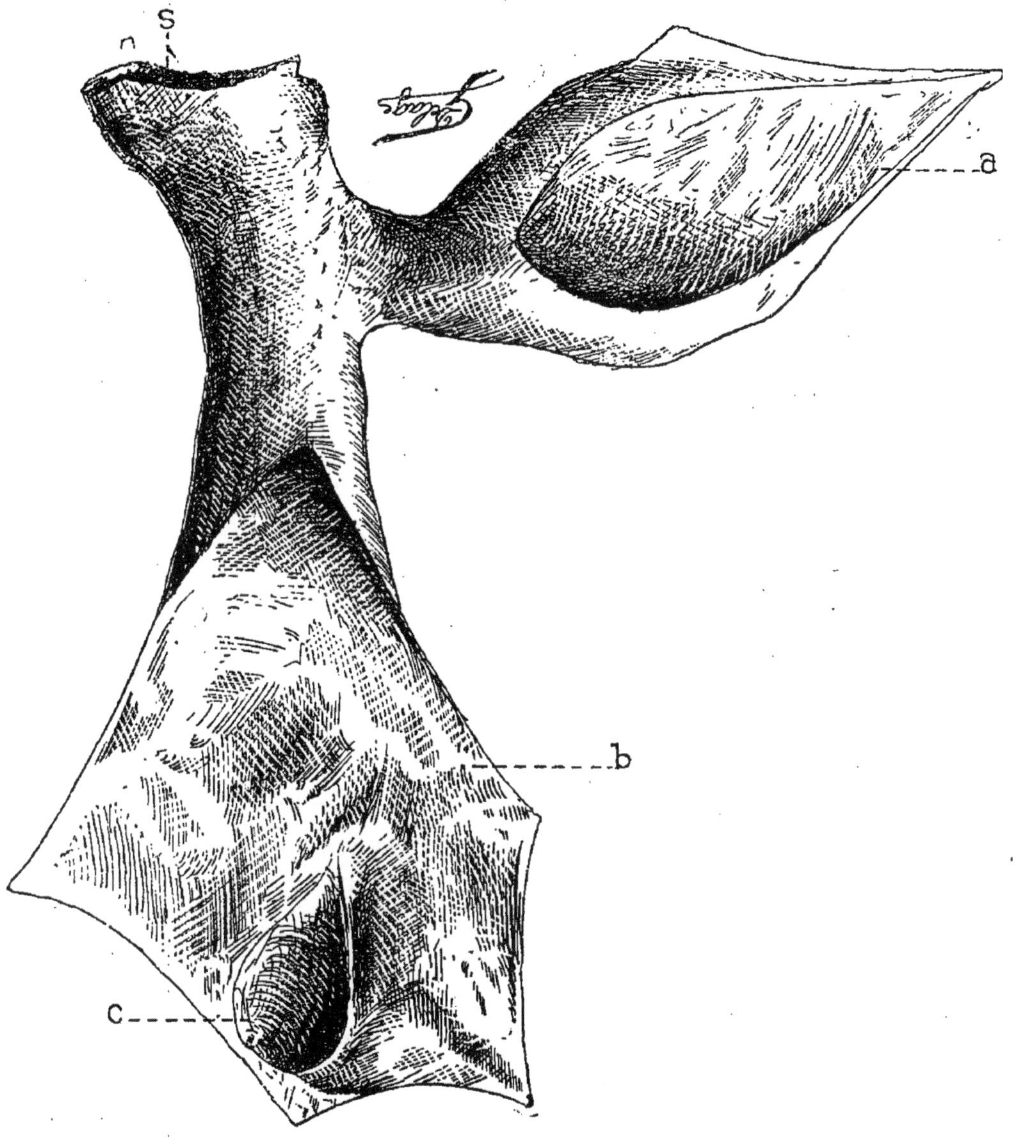

FIGURE 27 (Obs. 84).

S. Sac herniaire séparé par un diaphragme des deux poches *a* et *b*.
b. Kyste volumineux communiquant avec la poche pro-péritonéale *a* également kystique. — *c*. Petit kyste développé dans la paroi du grand kyste *b*.

par Ramonède dans le canal vagino-péritonéal, sépare ici le sac herniaire S des deux kystes *b* et *a*.

Il est tout à fait exceptionnel de rencontrer des kystes affectant cette disposition. C'est la seule pièce de ce genre que M. Broca ait recueillie par dissection ; elle est importante pour montrer comment, pour une hernie ou pour une hydrocèle, la poche pro-péritonéale est due à la distension du vestibule rétro pariétal de Ramonède.

Observation 24 (fig. 14).

Kyste du canal vagino-péritonéal en continuité avec un sac herniaire sus-jacent (hernie inguinale droite) et présentant une poche pro-péritonéale. — Cure radicale. — Guérison.

G... Lucien.

Dans sa famille, on ne connaît qu'un cousin qui soit atteint d'une hernie.

La mère avait remarqué depuis longtemps que les bourses de son enfant étaient volumineuses à droite, surtout le soir et le matin ; mais la petite tumeur de la région inguinale n'est connue que depuis trois mois.

L'enfant est entré à Trousseau, salle Denonvilliers, le 15 décembre 1893. Il portait un bandage depuis deux jours seulement.

On diagnostiqua une hernie inguinale droite avec un kyste du cordon volumineux, cylindrique, tendu, bien indépendant du testicule. On sentait que le cordon était épais, mais il n'y avait pas de liquide appréciable. Pas de phimosis.

16 *décembre*. — Cure radicale ; on trouve deux kystes du cordon à peu près vides ; l'inférieur adhérait à la vaginale et le supérieur était en continuité avec le sac herniaire, qui présentait une dilatation pro-péritonéale très spacieuse, qui a dû être décollée de la vessie en dedans.

19. — Orchi-épididymite droite, enlèvement du pansement, plaie

rouge, ablation des fils, issue de pus grisâtre. Abcès sous-cutané, pansement humide, élimination ultérieure des soies.

22. — Abcès scrotal ouvert, drainage. Pansement humide, puis iodoformé à partir du 1er janvier.

L'enfant est sorti le 21 janvier 1894. Il reviendra se faire panser.

Le 20 août 1894, il est revu. Etat local et général excellent.

L'enfant a été revu le 31 juillet 1897 ; bon résultat ; testicule et cordon normaux.

OBSERVATION 25 (fig. 28).

Sac herniaire. — Kyste du canal vagino-péritonéal. — Hydrocèle vaginale.

N... Charles, 6 ans.

Antécédents héréditaires nuls.

L'enfant, sauf une rougeole, a toujours été bien portant.

Il a été amené à l'hôpital Trousseau le 28 août 1895.

On constata une volumineuse tumeur piriforme descendant au fond des bourses et remontant dans le canal inguinal ; le testicule n'en était pas indépendant.

La tumeur était fluctuante, transparente et indolente.

On sentait un peu d'impulsion en haut.

29 *août*. — Cure radicale. Exeat, guéri le 12 septembre.

Il existait : 1° une hydrocèle vaginale grosse comme une pomme.

2° Au-dessus de l'hydrocèle un kyste du cordon descendant en avant d'elle sur la moitié supérieure de sa hauteur et lui adhérant notablement.

3° Au-dessus du kyste un sac herniaire ; on fit la résection d'une portion du grand épiploon.

En examinant la pièce, figure 28, on voit en *a* un petit sac herniaire, dont l'extrémité inférieure adhère largement à l'extrémité supérieure du kyste *b*, laquelle extrémité est étroite et allongée en forme de canal. Dans sa plus grande longueur, le kyste a 7 ou 8 centimètres. En *c*, on voit les vestiges de la vaginale.

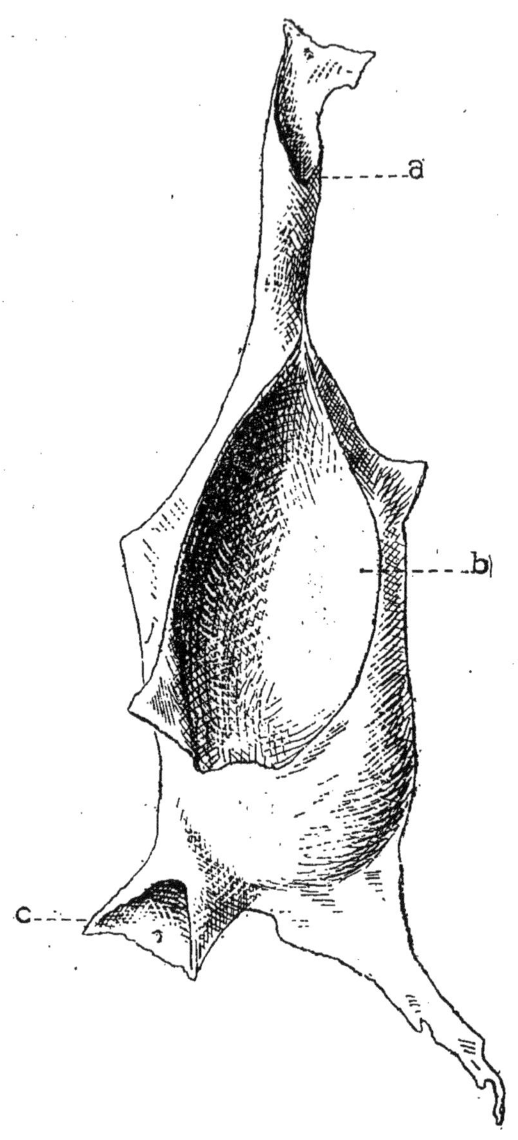

Figure 28 (Obs. 25).

a. Sac herniaire. — *b*. Kyste.— *c*. Vestiges de la vaginale qui était distendue par du liquide.

OBSERVATION 26 (fig. 29).

Série d'arrêts de développement tous situés du côté droit. — Malformations de l'oreille, de la main, du pied, kyste du cordon (1).

Ernest F..., 2 ans et demi, entre à l'hôpital Trousseau, salle Denonvilliers, le 20 mai 1897.

Né avant terme, nourri au sein pendant vingt mois, l'enfant n'a jamais été malade.

La mère est âgée de 28 ans ; elle a eu quatre enfants. Une petite fille est morte quatorze jours après la naissance (diarrhée infantile). L'aînée a 5 ans ; elle a la jambe gauche plus courte que l'autre, dit la mère. Une troisième petite fille, âgée de 4 ans, est très bien conformée.

Rien à signaler du côté du père ou de la mère. Le grand-père paternel avait la jambe gauche plus courte que la droite.

A partir du mois de février, les parents ont aperçu une petite tumeur au niveau de l'aine droite. On songea d'abord à attribuer cette affection à une chute, mais la relation ne semble pas bien établie ; le père aurait, en effet, remarqué, lorsque l'enfant était encore en nourrice, que celui-ci avait les bourses volumineuses ; il n'y attacha pas grande importance alors. Actuellement, quelle que soit son origine, la tumeur augmente de volume et l'enfant est amené à l'hôpital.

On voit une tumeur siégeant au niveau du scrotum, à droite. Cette tumeur régulière, ovoïde, du volume d'un petit œuf, descend jusqu'au fond des bourses. Le petit malade n'a jamais éprouvé de douleurs. La fluctuation est facile à constater. Testicule indépendant, situé en position normale au fond des bourses. Le liquide est au-dessus de la vaginale, il n'est pas réductible ; nous posons le diagnostic de kyste du cordon.

Mais en dehors de ce kyste du cordon, l'enfant présente une série d'anomalies congénitales, toutes situées à droite.

L'oreille droite porte, sur un hélix normalement ourlé, un tubercule

(1) Observation déjà publiée par nous dans la *Revue d'orthopédie* du 1er septembre 1897.

de Darwin très développé regardant en avant et en bas. Du côté opposé, cette disposition n'existe pas.

L'avant-bras et la main, toujours du côté droit, sont encore le siège de vices de conformation. Au niveau de l'articulation du coude, nous constatons que les mouvements de flexion, d'extension, de pronation et de supination peuvent facilement s'effectuer. L'avant-bras, un peu au-dessous du pli du coude, a un volume normal, puis s'amincit subitement. Au niveau de la partie moyenne du radius, l'avant-bras présente dans son ensemble une courbure dirigée de dehors en dedans.

La main se termine par deux doigts seulement, le pouce et l'index, qui tous les deux sont normalement développés. La palpation ne révèle la présence que de deux métacarpiens. Nous ne relevons pas trace d'autres doigts.

Quand on provoque des mouvements au niveau de l'avant-bras, mouvements de pronation et de supination, on perçoit parfois une sensation de crépitation assez diffuse.

Si nous examinons le pied droit, nous remarquons une adhérence entre le gros orteil et le doigt situé en dehors de lui ; cette adhérence n'est pas totale. Les doigts sont libres au niveau de la troisième phalange.

Le doigt du milieu n'existe pas, ou plutôt nous apercevons, au fond d'une fente large, un petit moignon recouvert par la peau et accolé au doigt situé immédiatement en dehors.

L'enfant est opéré de son kyste du cordon par M. Broca. Nous recueillons la pièce et la montons sur liège.

On voit un premier kyste de la grosseur d'une noix, puis au-dessus, et indépendant du premier, un second kyste moins volumineux. La paroi antérieure de ce second kyste est largement ouverte, et nous constatons la présence, dans sa cavité, d'un autre petit kyste (3) du volume d'un noyau de cerise, relié à la paroi par un long pédicule creux. Ce kyste inclus et son pédicule contiennent très peu de liquide et ont une paroi d'une minceur extrême.

Enfin, au-dessus des deux gros kystes que nous venons de signaler, notons la présence d'un sac herniaire ; un petit kyste secondaire, semblable au précédent (4), s'insère sur le fond du sac par un long pédicule *l'*. Il est replié vers la cavité abdominale.

Le petit malade subit une véritable cure radicale, comme pour une

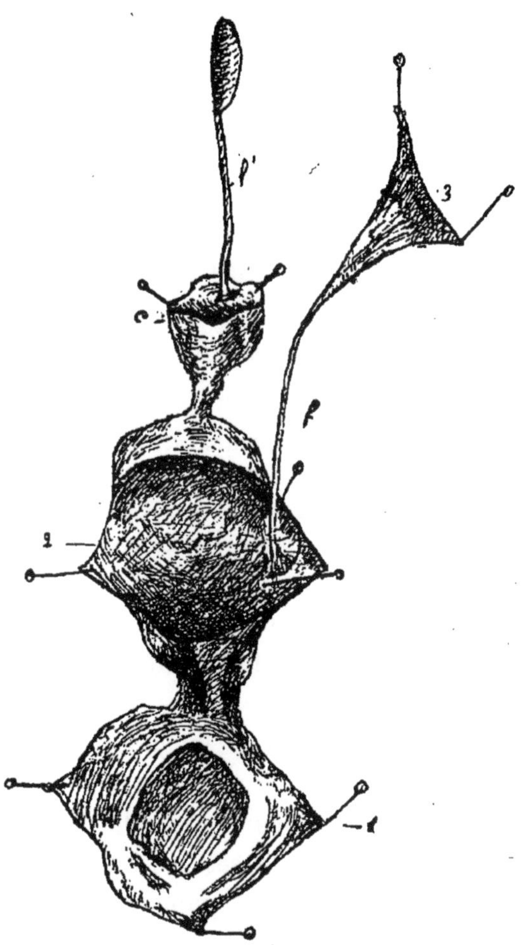

FIGURE 29 (Obs. 26).

1. Premier kyste. — 2. Second kyste (kyste du cordon droit). — 3 et 4. Deux petits kystes qui étaient inclus, l'un dans le kyste 2, l'autre dans le sac herniaire *c*.

hernie. Pansement occlusif. Le 25 mai, le testicule, l'épididyme et le cordon sont volumineux et douloureux à la pression. Ces symptômes vont en s'atténuant les jours suivants.

L'enfant sort de l'hôpital le 6 juin. Le testicule et l'épididyme sont encore un peu gros. La plaie est cicatrisée.

L'observation de ce petit malade est intéressante à plus d'un titre. Nous voulons retenir surtout les différents arrêts de développement présentés par ce jeune sujet, arrêts situés tous du côté droit, soit qu'ils siègent au niveau du pavillon de l'oreille, de l'avant-bras, de la main, du canal vagino-péritonéal ou au niveau des orteils (1).

OBSERVATION 27 (fig. 30).

Kyste du canal vagino-péritonéal, développé dans un sac herniaire congénital, dont la partie supérieure était obstruée par un bouchon épiploïque (côté droit). — Cure radicale. — Guérison.

S... Pierre, 6 ans, entre à l'hôpital Trousseau, salle Denonvilliers, le 12 mai 1897.

A l'âge de six mois, on s'est aperçu que le petit malade portait une tumeur au niveau du trajet inguinal, du côté droit. Depuis lors, l'état de l'enfant était resté stationnaire.

Tumeur liquide de 4 centimètres de longueur, fluctuante, à parois peu tendues, irréductible.

Testicule normal situé au-dessous de la poche liquide. Il est indépendant, on peut le saisir sur toutes ses faces et s'assurer qu'il n'est pas entouré par le liquide. Nous pratiquons la manœuvre décrite en détail dans l'observation 34, page 91, observation que nous avons déjà publiée (*Gazette hebdomadaire de médecine et de chirurgie*, 18 juillet 1897) ; et nous constatons que la vaginale est libre. Le doigt circonscrit mal l'extrémité supérieure de la tumeur, qui nous paraît être un kyste du cordon.

Opération le 12 mai 1897. Cure radicale.

(1) LOUIS MENCIÈRE, *Revue d'orthopédie*, 1er septembre 1897.

Nous recueillons la pièce et nous pouvons constater que nous avons affaire à une tumeur kystique développée aux dépens d'un sac herniaire.

La figure 30 nous représente un trajet unique, dans lequel on a passé un stylet S ; ce trajet constitue un sac herniaire *a*, élargi à son extrémité inférieure, distendu par du liquide et simulant un kyste. La partie supérieure de ce sac herniaire, dont les parois sont rouges et enflammées, est occupée par de l'épiploon, qui, obstruant son calibre, s'opposait, au moment de l'examen, à la réduction du liquide.

Nous avons rencontré, réunis ici, tous les signes des kystes du cordon, déjà longuement décrits dans les observations précédentes.

Et en fait, l'épiploon, obstruant la partie supérieure du sac herniaire, jouait le rôle du diaphragme, que nous trouvons habituellement séparant le kyste du sac herniaire sus-jacent. Les parois du sac étaient constituées par le canal vagino-péritonéal non oblitéré.

En somme, nous retrouvons, sauf l'absence de diaphragme à la partie supérieure, la même disposition que l'on observe communément dans les kystes.

Pendant l'opération, le sac se vide à peu près complètement ; le liquide s'échappe probablement dans la cavité péritonéale, entre les parois du sac et l'épiploon formant un bouchon incomplet.

Exeat le 23 mai.

Légère orchiépididymite. Aucune douleur, pas d'impulsion ; les deux testicules sont normalement placés dans les bourses.

Revu le 31 juillet 1897 ; bon résultat, pas de récidive.

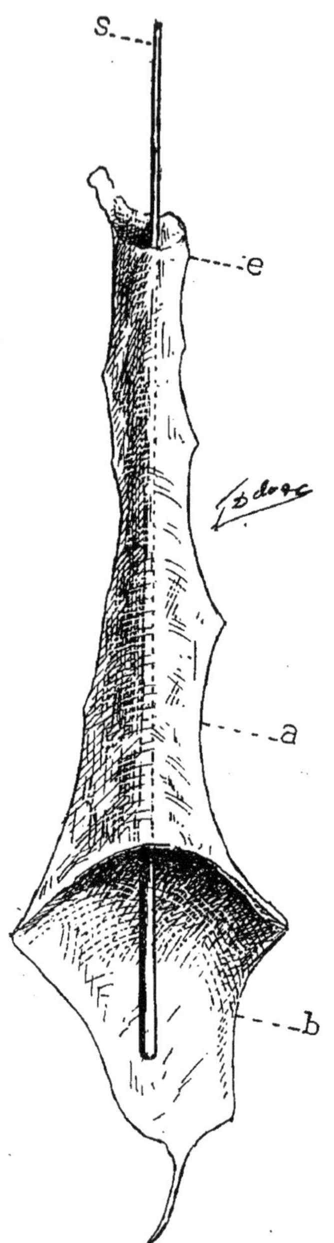

FIGURE 30 (Obs. 27).

a. Sac herniaire kystique. — S. Stylet.
b. Partie inférieure du sac herniaire formant kyste.
e. Partie supérieure du sac herniaire, qui était en partie obstruée par un bouchon épiploïque.

E.

OBSERVATIONS PRÉSENTANT QUELQUES CARACTÈRES PARTICULIERS AU POINT DE VUE DE L'ANATOMIE PATHOLOGIQUE.

Observation 28.

Kyste du cordon gauche avec hernie inguinale gauche (liquide légèrement hématique ; la paroi présente un piqueté rougeâtre) (Cachau, thèse de Paris, 1893).

R... Gaston, 28 mois, reçu à l'hôpital Trousseau, salle Denonvilliers, le 18 octobre 1893.

Son grand-père a une hernie.

L'enfant présente un kyste du cordon à gauche, mais il est difficile de constater sûrement la présence d'une hernie du même côté. Il a un phimosis.

Opéré le 20 novembre 1893 par M. Broca. On trouve un kyste du cordon contenant *un liquide légèrement hématique*, et dont la paroi présente un piqueté rougeâtre. Au-dessus, le kyste du cordon est en contact avec un sac herniaire spacieux.

23 *novembre*. — Léger gonflement du scrotum.

27. — Ablation des fils. La plaie est en excellent état. Pas de suppuration. Pansement aseptique.

3 *décembre*. — La plaie est complètement cicatrisée, sauf à la partie supérieure sur une très petite étendue. Cependant il n'y a pas de décollement.

10. — Exeat. Guérison.

Nous trouvons dans le fait précédent le degré initial d'une pachy-vaginalite avec léger épanchement sanguin. Cette lésion, identique ici à ce qu'elle est dans la tunique vaginale, est susceptible d'aboutir à la formation d'une véritable hématocèle enkystée du cordon. Il en fut ainsi chez un malade opéré par M. Jalaguier et dont Legueu a publié l'histoire. Dans ce cas, l'examen histologique de la néo-membrane décortiquée fut pratiqué par M. Achard. La néo-membrane, d'une épaisseur de 4 millimètres, avec surface extérieure régulière, légèrement rugueuse, avait une surface intérieure recouverte de rugosités molles qui limitaient ses alvéoles. Au microscope, on trouve les mêmes dispositions *que dans les hématocèles vaginales* : c'est du tissu embryonnaire disposé en couches de date et d'ancienneté différentes et recouvertes en dedans par une couche inégale de fibrine. Les vaisseaux sont jeunes et on trouve au milieu de la paroi de petites hémorrhagies capillaires (1).

La vaginalite peut aller plus loin et se terminer par une véritable calcification. C'est ce qu'observa le Dr Roché (de Toucy). Cet auteur a fait présenter à la Société anatomique (1889, p. 349) un kyste du cordon de la grosseur d'une grosse noix. La paroi est entièrement calcifiée. Le kyste est divisé en quatre cavités par des cloisons incomplètes, calcifiées aussi. Il a été enlevé à un homme de 65 ans. Il avait débuté 15 ans auparavant. Les éléments du cordon lui étaient tellement adhérents qu'il était impossible de l'en détacher. Aussi le testicule s'est sphacélé et a été éliminé du scrotum.

Ces deux observations nous montrent des lésions inflammatoires simples, qui sont peut-être seulement des degrés successifs de l'irritation légère en raison de laquelle les cavités séreuses, kyste ou tunique vaginale, sécrètent un liquide qui les distend.

L'observation suivante est un exemple de tuberculose du conduit péritonéo-vaginal.

Observation 29.

Hydrocèle gauche. — Kyste du cordon gauche. — Hernie inguinale gauche. — Granulations tuberculeuses sur les trois séreuses (Cachau, thèse de Paris, 1893).

S... Louis, 4 ans 1/2, entre à l'hôpital Trousseau, salle Denonvilliers, le 13 septembre 1893.

(1) Legueu, *Archives générales de médecine*, février 1890.

Hérédité nulle. Pas d'antécédents personnels. Hernie connue depuis environ six semaines. Jamais de bandage.

Hydrocèle ponctionnée, il y a trois semaines. 21 septembre 1893, Cure radicale.

On trouve : 1° une hydrocèle. Peu de liquide. Feuillet pariétal de la vaginale, épais, dur, lardacé. Mesure plus d'un demi-centimètre d'épaisseur.

A la coupe : zones de granulations sur la surface de la section. Granulations extrêmement nombreuses, dures, affectant le caractère de granulations grises sur la surface interne de ce feuillet.

Les plus volumineuses de ces granulations sont moindres que la moitié d'une tête d'épingle. Le feuillet viscéral conserve sa minceur. Quelques fausses membranes sur le testicule et l'épididyme, faciles à détacher. Au-dessous, on trouve le cul-de-sac de la vaginale compris entre le testicule et l'épididyme libre. Le testicule est sain. On trouve des granulations tuberculeuses disséminées sur la partie convexe et les deux faces de l'épididyme.

2° Au-dessus de la vaginale ainsi transformée et communiquant avec elle par un pertuis filiforme on trouve un kyste du cordon, du volume d'une petite amande. Les parois du kyste sont absolument souples et minces mais parsemées de granulations. Peu de liquide citrin.

3° Sac herniaire funiculaire dont l'extrémité borgne est à 2 ou 3 centimètres au moins du kyste, sans que l'on retrouve ni canal ni cordon fibreux le reliant à lui. A l'ouverture du sac il s'écoule de la cavité péritonéale une cuillerée environ de liquide citrin. La paroi du sac présente de très rares granulations grises.

Cure radicale. Extirpation du feuillet pariétal de la vaginale et du kyste du cordon.

Dans l'examen de deux ou trois de ces granulations on ne trouve pas de bacilles. Mais l'inoculation d'un fragment de tunique vaginale à un cobaye donne un résultat positif.

Exeat le 22 octobre, ayant encore à se faire panser.

§ 2. — Anatomie pathologique et pathogénie des kystes du canal vagino-péritonéal exposées dans une vue d'ensemble.

Les observations, que nous avons données jusqu'ici, ont été choisies de façon à bien montrer les détails anatomo-pathologiques, que peuvent présenter les kystes dont nous nous occupons. Nous sommes maintenant en mesure d'exposer, dans une vue d'ensemble, l'anatomie pathologique et la pathogénie des kystes du canal vagino-péritonéal.

Nück décrivit, en 1692, le diverticule péritonéal de la femme. « Méry fit mention d'une variété de hernie, dans laquelle les viscères furent trouvés au contact immédiat du testicule, et expliqua cette forme par la présence d'un conduit péritonéal resté ouvert, comme cela s'observe chez les animaux. »

Signalons les travaux de Reneaulme, Haller, Pott, Hunter et Camper.

Le travail de Camper est la première étude sérieuse sur les conditions de fréquence de la persistance du canal péritonéo-vaginal. Ses recherches portent sur 70 garçons et 34 petites filles : 68 fois, en considérant le côté droit et le côté gauche, le canal péritonéo-vaginal est demeuré totalement ou partiellement ouvert. Le diverticule de Nück fut constaté quatre fois à droite et trois fois à gauche.

Engel a trouvé la persistance du canal vagino-péritonéal 70 fois sur 100 du côté gauche, chez de jeunes sujets âgés seulement de 14 jours. Sur des sujets de vingt à soixante-quatre ans, il a observé la persistance totale ou partielle de ce trajet séreux, 31 fois sur 100.

Zuckerkandl, Féré, Ramonède, Hugo Sachs sont encore venus compléter nos connaissances sur ce sujet. Nous ne voulons pas rappeler en détail les travaux de ces auteurs ; qu'il nous suffise de savoir qu'ils ont apporté une grande clarté dans la question de la hernie inguinale congénitale et de ses différents modes d'étranglement. Grâce à eux, nous connaissons ces points rétrécis, existant sur le trajet du canal vagino-péritonéal, ces cloisonnements formant autant de loges séparées, et ne communiquant parfois entre elles que par un véritable diaphragme d'optique. Supposons une cloison totalement fermée et nous aurons une cavité séreuse pouvant être distendue par du liquide et située en un point quelconque du trajet du canal vagino-péritonéal.

Ainsi donc, il est dans la destinée précoce du canal vagino-péritonéal qu'il s'oblitère et disparaisse dès les premiers temps de la vie. Mais on comprend que ce travail de clôture soit exposé à maintes irrégularités, et l'on conçoit *a priori* l'importance pathogénique possible de ces reliquats du canal séreux. De haut en bas, « l'intestin peut descendre et réouvrir la voie jadis largement communicante. De bas en haut, se remplissant des épanchements liquides symptomatiques, que provoquent surtout certaines lésions du testicule et de l'épididyme, et obéissant d'ailleurs aux tendances qu'elles tiennent de leur origine péritonéale à sécréter et à faire de l'ascite. *Les poches séreuses formées par les portions restées perméables*

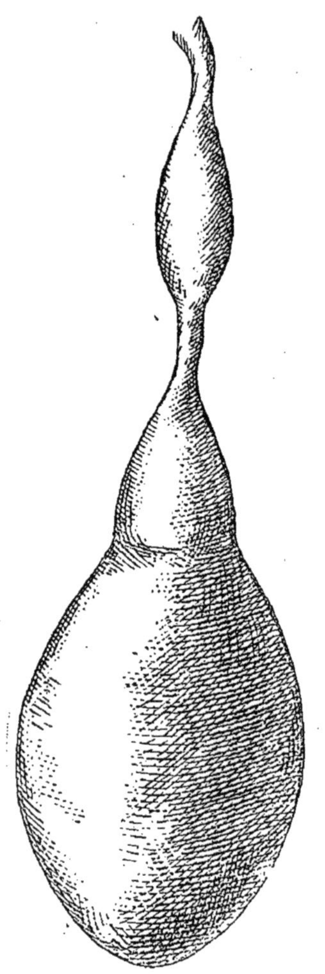

FIGURE 31 (Schéma).

Hydrocèle congénitale communicante.

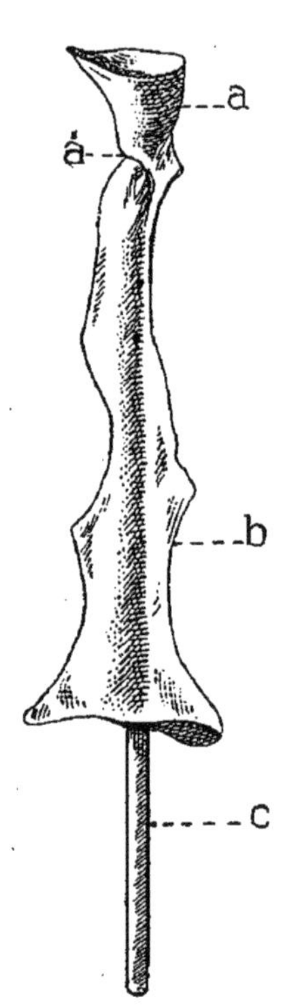

FIGURE 32 (Obs. 1).

a a' Sac herniaire. — *b*. Paroi de la vaginale se prolongeant en un long canal jusqu'au niveau de l'anneau inguinal. — *c*. Stylet.

du canal peuvent se distendre et constituer des hydrocèles, *dont le type très variable se modifie suivant* l'étendue des tronçons conservés, suivant la hauteur et la longueur des cloisonnements définitivement produits » (1).

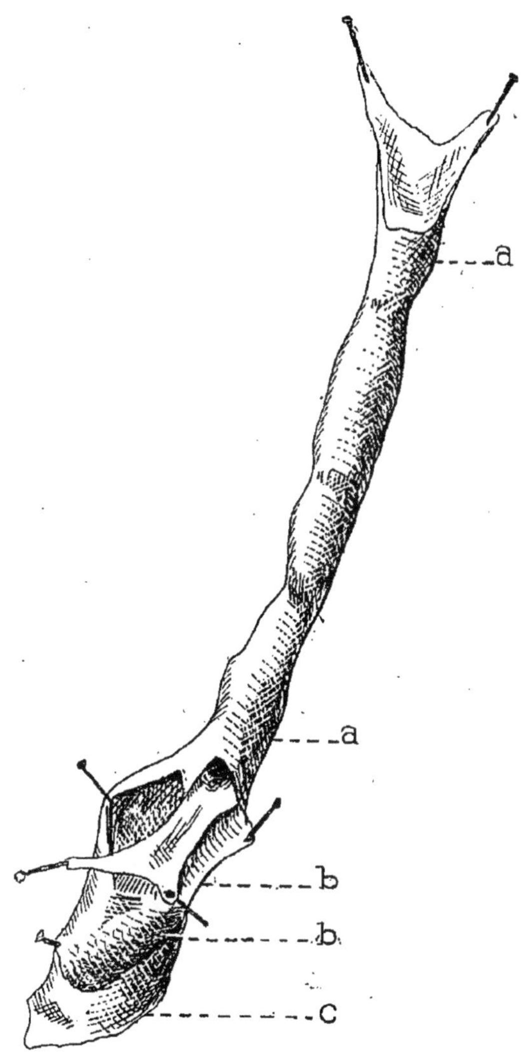

FIGURE 33 (Obs. 2).

a. a. Sac herniaire long et étroit. — *b. b.* Kyste. — *c.* Paroi supérieure de la vaginale adhérente au kyste.

Si le lecteur examine successivement les figures 31 à 37,

(1) FORGUE, *Presse médicale*, 20 mai 1896.

que pour plus de commodité nous réunissons pages 68 et

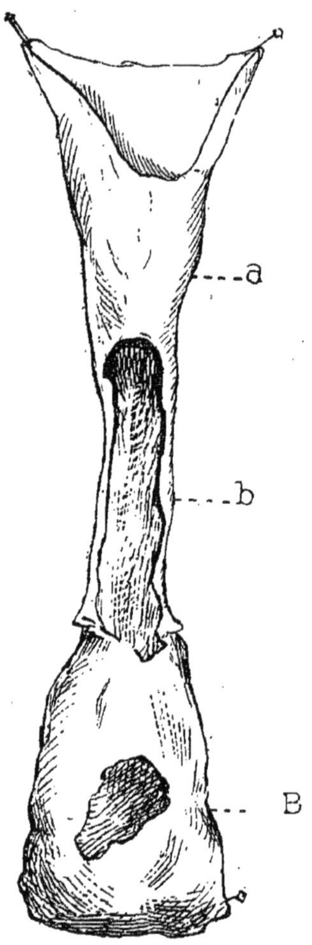

FIGURE 34 (Obs. 3).

a. Sac herniaire. B. Kyste du canal vagino-péritonéal. — *b*. Trajet kystique présentant un diaphragme à chacune de ses extrémités et reliant le kyste B au sac herniaire *a*.

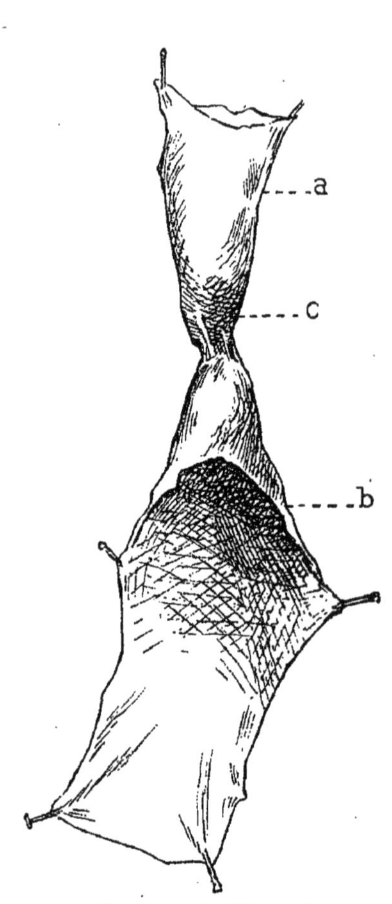

FIGURE 35 (Obs. 5).

a. Sac herniaire. — *b*. Kyste du canal vagino-péritonéal. — *c*. Point rétréci au niveau duquel le kyste se continue avec le sac herniaire.

suivantes, il se rendra facilement compte des différentes transformations que subit le canal vagino-péritonéal.

Canal vagino-péritonéal totalement perméable et distendu par du liquide (fig. 31) :

Canal vagino-péritonéal presque totalement perméable, oblitéré seulement au niveau du point *a'* (fig. 32) :

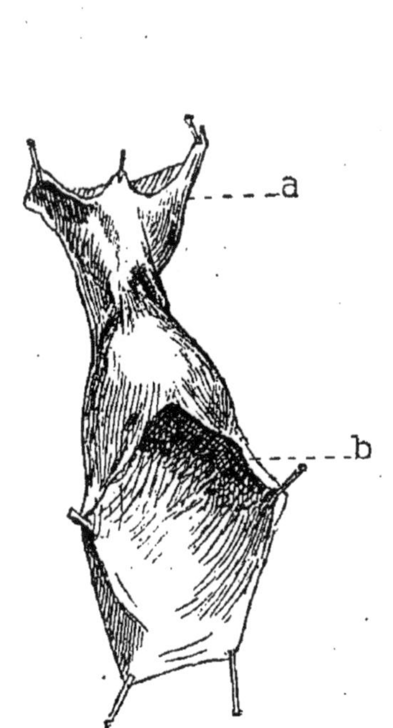

FIGURE 36 (Obs. 6).
a. Sac herniaire. — *b*. Kyste.

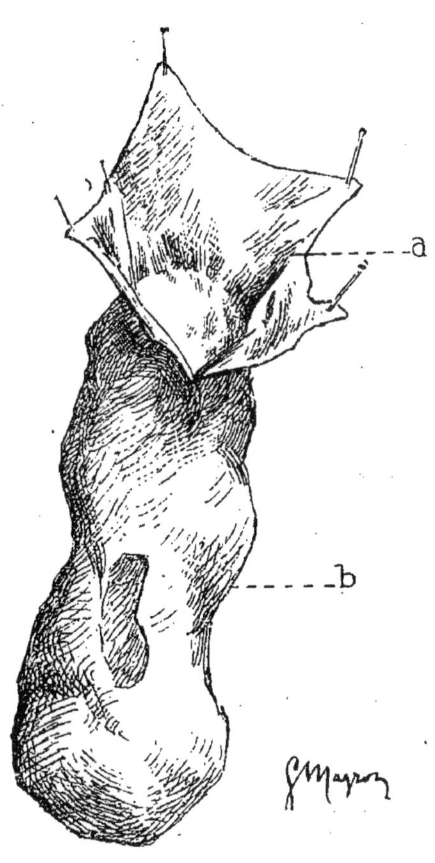

FIGURE 37 (Obs. 7) (1).
a. Sac herniaire immédiatement accolé au kyste *b* et séparé de lui par un diaphragme intérieur nettement figuré.

Canal vagino-péritonéal perméable sur une grande longueur *a a*, fermé par deux diaphragmes au-dessus et au-

(1) Nous remercions vivement M. Magron du soin et de l'habileté qu'il a mis dans la reproduction d'un certain nombre de nos préparations.

dessous du kyste *b b*, qui lui-même n'est qu'une portion du canal vagino-péritonéal (fig. 33) :

Canal vagino-péritonéal, représenté par le sac herniaire *a*, le trajet kystique *b* et le kyste B (fig. 34).

Le trajet kystique *b*, représenté dans la figure précé dente, a ici disparu ; le sac herniaire *a* et le kyste *b* représentant le canal vagino-péritonéal se sont rapprochés (fig. 35).

Le sac herniaire *a* et le kyste *b* formés par le canal vagino-péritonéal sont encore plus rapprochés que dans la figure précédente, tout trajet intermédiaire a ici disparu (fig. 36).

Le sac herniaire *a* et le kyste *b* (fig. 37), qui ne sont autre chose que le canal vagino-péritonéal lui-même, sont ici complètement sessiles. Les figures 34, 35, 36, montrent étape par étape les transformations subies par le canal vagino-péritonéal pour arriver à la forme sous laquelle il se présente figure 37.

En comparant les figures 38 et 39 reproduites ci-après, on verra comment une portion du canal vagino-péritonéal perméable *b*, figure 38, aboutit à la formation d'un ligament fibreux et mince *c*, figure 39.

Canal vagino-péritonéal représenté par le sac herniaire *a*, le trajet kystique *b*, véritable canal perméable, et le kyste B.

La portion du canal vagino-péritonéal représentée en *b*, figure 38, s'est ici transformée en un cordon fibreux *c*.

Le canal vagino-péritonéal est donc représenté, fig. 39, par le sac herniaire *a*, le ligament fibreux *c*, le kyste *b*.

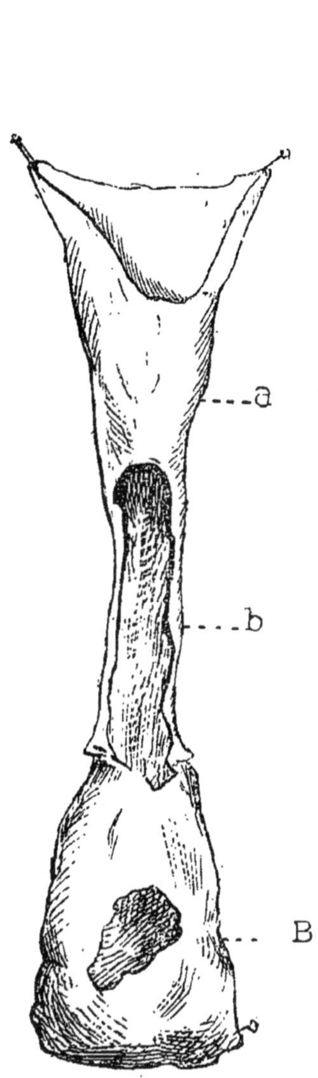

FIGURE 38 (Obs. 3).

a. Sac herniaire. B. Kyste du canal vagino-péritonéal. — *b*. Trajet kystique présentant un diaphragme à chacune de ses extrémités et reliant le kyste B au sac herniaire *a*.

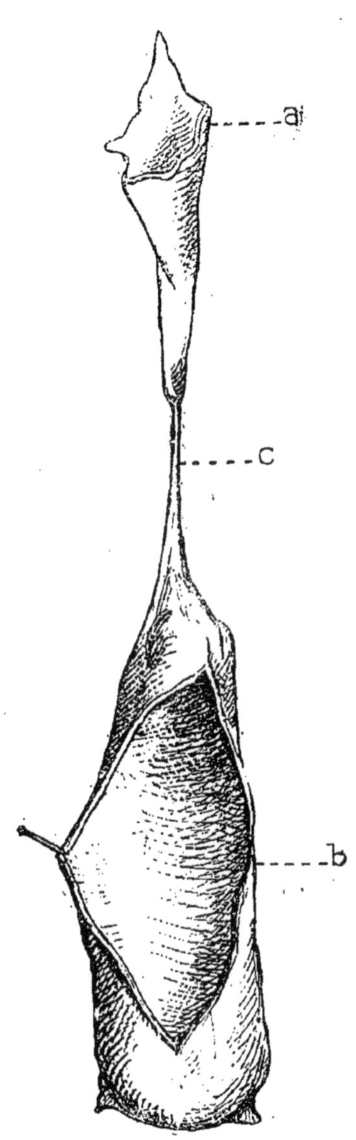

FIGURE 39 (Obs. 8).

a. Sac herniaire ayant contenu l'intestin. — *b*. Kyste du canal vagino-péritonéal. — *c*. Ligament mince et fibreux, ligament de Cloquet séparant le kyste du sac herniaire situé au-dessus.

Les débris wolffiens doivent être groupés vers le corps ou la queue de l'épididyme, « mais on les rencontre aussi, d'après Sappey, en dehors de la vaginale et jusqu'à l'orifice extérieur du canal inguinal ».

M. Vautrin s'appuie sur une observation où l'examen histologique lui a montré une analogie de structure avec l'épididyme, pour conclure à l'existence de kystes développés aux dépens des débris du corps de Wolff, débris qui se trouvent dans ce cas au milieu des éléments du cordon.

Englisch a observé trois kystes calcifiés reliés au canal déférent et développés, suivant l'auteur, dans les vestiges du corps de Wolff ou des conduits de Müller.

Une quatrième tumeur dure du cordon spermatique, observée par lui, était sans relation avec le canal déférent.

Nous ne contestons pas la réalité de ces kystes wolffiens et mülleriens ; mais depuis plusieurs années, à l'hôpital Trousseau, où l'on opère journellement des kystes du cordon, on n'en a pas rencontré un seul cas ; sur les 127 observations consignées dans ce travail, tous les kystes dont il s'agit sont des kystes du canal vagino-péritonéal. On nous accordera que si l'existence des kystes wolffiens et mülleriens, développés au niveau du cordon, est réelle, ils sont du moins d'une rareté telle que cliniquement ce que nous rencontrons constamment au niveau du cordon, ce sont des kystes du canal vagino-péritonéal ; aussi, nous le répétons, nous n'avons en vue que la description de ces derniers.

Ce qui frappe tout d'abord, c'est la persistance constante d'un sac herniaire au-dessus de chaque kyste de ce même canal vagino-péritonéal (1). C'est là une constatation de premier ordre pour l'explication de la pathogénie de ces kystes. Le sac herniaire représente, en effet, la partie supérieure du canal vagino-péritonéal.

Néanmoins, il peut se faire, mais très rarement, que la partie supérieure du canal vagino-péritonéal, c'est-à-dire le sac herniaire, existe seule et devienne ultérieurement le siège d'une tumeur kystique. On a alors un kyste du canal vagino-péritonéal développé dans un sac herniaire congénital ; mais, nous insistons, cette disposition est très rare (Voir observation 27 et figure 30, page 60), et en réalité la plupart du temps le kyste n'a jamais fait partie du sac herniaire.

La forme de ces tumeurs liquides est variable ; généralement elle est oblongue ; parfois elle est bilobée, figure 5, page 18, ou arrondie comme une noix, figure 24, page 48.

Leur volume n'est jamais considérable, du moins chez l'enfant. La plupart de nos dessins sont faits d'après grandeur nature ; ils permettront de se rendre compte du volume moyen des kystes vagino-péritonéaux. Les parois de ces kystes sont généralement assez minces et transparentes ; elles présentent une parfaite similitude avec celles de la vaginale.

On trouve dans leur intérieur un contenu liquide ou semi-liquide de couleur citrine, ressemblant au liquide

(1) M. A. Broca, au cours de ses opérations, à l'hôpital Trousseau, a trouvé une seule fois un kyste non surmonté d'un sac herniaire.

ascitique. Il a une réaction fortement alcaline et contient des chlorures, des phosphates et de l'albumine (Voir plus bas analyse) (1).

(1) *Analyse d'un liquide de kyste du canal vagino-péritonéal.*

Le liquide a été extrait le 10 septembre 1897 d'un kyste du canal vagino-péritonéal du nommé Fidelis C..., âgé de 6 ans 1/2 et s'y trouvait au volume de 60 centimètres cubes avec un aspect limpide.

Son analyse a donné les résultats suivants :

Densité : 1017.

Réaction : alcaline.

Couleur : jaune clair.

Par repos de 48 heures, il s'est séparé un réseau très fin de fibrine qui recueilli sur un filtre et desséché à 100° pesait 0 gr. 06 centigr. Une partie du liquide clair fut employée à la détermination du résidu sec qui se trouva être de 0 gr. 42 pour 10 grammes de liquide employé. Le résidu calciné donna 0 gr. 050 de cendres représentant les sels anhydres.

A froid, l'acide acétique donna un précipité de 0,012 de mucine dans 10 centimètres cubes de liquide.

La chaleur seule donna un précipité de 0 gr. 348 représentant les matières albuminoïdes : albumine et sérine.

La chaleur et l'acide acétique donnèrent un précipité de 0 gr. 362 représentant les 0,348 d'albumine et sérine plus 0 gr. 014 de métalbumine et paralbumine.

La recherche de la cholestérine donna un résultat négatif.

Les graisses n'ont été trouvées par le procédé Adam qu'à l'état de traces.

En résumé, ce liquide analysé contient pour 1000 centimètres cubes :

Fibrine : 6 gr. 102.

Mucine : 1 gr. 20.

Albumine
Sérine } 34 gr. 80.

Toutefois la composition des kystes vagino-péritonéaux peut varier. Ils présentent une grande analogie avec l'hydrocèle vaginale. Au lieu d'un liquide citrin, on y trouve parfois un liquide plus ou moins hématique. En outre, les parois du kyste peuvent s'épaissir et même s'infiltrer de dépôts calcaires. Enfin le kyste peut lui-même être suppuré, comme dans un cas rencontré par M. A. Broca (1).

Ces collections liquides sont situées, d'une façon générale, à la partie moyenne du cordon, entre la partie supérieure de la vaginale et en dehors d'elle, et l'anneau externe du canal inguinal. Cependant, elles se prolongent parfois dans le trajet inguinal et parfois aussi dans la cavité vaginale, qui est dans ce cas distendue par du liquide (figure 17, page 38).

Les kystes du canal vagino-péritonéal siègent donc, soit au niveau du trajet inguinal, soit à l'anneau, soit dans le scrotum. Ils peuvent également appartenir en même temps à ces diverses régions et être en partie situés sur l'une et sur l'autre.

Quant aux rapports qu'ils affectent avec le sac herniaire sus-jacent, ils offrent plusieurs variétés. Parfois le sac est

Métalbumine }
Paralbumine } 1 gr. 40.

Résidu sec (la fibrine enlevée) : 42 gr. 714 dont 5 gr. 1067 de sels anhydres . . . . . { Chlorures : 3 gr. 83. Phosphates : 1 gr. 34.

Eau : 974 gr.

Nous devons cette analyse à l'amabilité de notre ami M. Jérôme, pharmacien de 1re classe, interne des hôpitaux.

(1) Thèse de CACHAU, page 23.

placé immédiatement au-dessus du kyste, dont il est séparé seulement par un mince diaphragme transversal, diaphragme qui, dans certains cas, comme dans la figure 16, page 36, présente un orifice de communication.

Parfois on rencontre, entre le sac herniaire et le kyste, un mince prolongement tubulaire, qui est un véritable kyste lui-même (voir *b*, figure 4, page 18). Ce prolongement creux se change quelquefois en un ligament mince et fibreux, ligament de Cloquet (figures 10, 11, 12, pages 25 et 28).

Comme le dit Delanglade (1), ce ligament, au cours de l'opération, conduit, ainsi qu'un véritable fil d'Ariane, sur le sac herniaire.

Au lieu de trouver un seul kyste, on peut en rencontrer un chapelet; ces kystes sont alors situés les uns au-dessous des autres, comme dans les observations 11 et 24, figures 13 et 14, pages 31 et 32. Ils peuvent alors être séparés les uns des autres par de véritables diaphragmes, qui parfois présentent des orifices de communication.

Certains kystes affectent une disposition concentrique (Voir figures 15, 16, 18, pages 34, 36, 39).

Dans l'intérieur d'un kyste plus grand, il en existe un plus petit, développé dans un véritable dédoublement de la paroi (Voir figure 16, page 36).

Les recherches de A. Broca nous expliquent fort bien le développement de ces kystes. « Plusieurs fois, dit cet

(1) DELANGLADE, *Bull. Soc. anat.*, 1894.

auteur, dans la paroi postérieure d'un conduit péritonéo-vaginal anormalement persistant en partie ou en totalité, j'ai vu, sous des valvules, s'ouvrir, dans le canal principal, des culs-de-sac plus ou moins longs, étroits et cylindriques, parallèles au cordon, dans lesquels je pouvais engager un stylet ou une sonde cannelée. Plusieurs fois aussi j'ai vu la vaginale, normale à un examen superficiel, envoyer, le long du côté interne du canal déférent, un étroit prolongement tubulaire capable de remonter jusqu'à l'anneau extérieur. »

Les rapports, que présente le sac herniaire avec le kyste, sont importants à connaître. Nous avons vu le sac herniaire, situé au-dessus du kyste, être tantôt accolé à celui-ci, et tantôt séparé de lui par un ligament de Cloquet. Mais le sac herniaire peut non seulement être sessile par rapport au kyste, mais encore descendre sur ses parois, dans une certaine longueur, soit en avant ou en arrière, soit à droite ou à gauche (figures 21, 22, 23 et 25, pages 43, 45, 50).

Le sac herniaire atteint parfois une dimension considérable. Figure 24, page 48, nous voyons un kyste, relativement de petit volume, appliqué à un des côtés d'un vaste sac.

Le diaphragme, qui sépare le kyste du sac herniaire, peut être distendu par la pression du liquide et bomber dans l'intérieur du sac (figure 26, page 51).

Quant aux rapports du kyste avec la vaginale, tantôt il y est adhérent, séparé seulement par un diaphragme ; tantôt il en est séparé par un ligament de Cloquet, analogue à celui qui se trouve entre le sac et le kyste. Il envoie parfois dans la vaginale, distendue par du liquide, un prolongement pareil à celui que nous voyons reproduit figure 17, page 38 ; mais cette disposition est très rare. Enfin on peut rencontrer un sac kystique propéritonéal communiquant avec le kyste inguinal : disposition qu'affecte également le canal vagino-péritonéal dans certaines hernies inguinales congénitales.

Il n'y a rien là qui puisse surprendre, puisque dans le premier cas les deux kystes et le sac herniaire qui leur est adjoint (figure 27, page 53), représentent le canal vagino-péritonéal, qui, dans le cas de hernie inguinale congénitale, constitue lui-même l'ensemble du sac herniaire, avec parfois diverticule propéritonéal.

A la lecture de nos observations, on remarquera que le testicule est habituellement en position normale et ne paraît pas influencé par la présence du kyste.

Nous croyons cependant à la possibilité de la formation de kystes inguinaux ou scrotaux du canal vagino-péritonéal, coexistants avec une ectopie testiculaire. Ces faits exceptionnels s'expliquent assez clairement par la théorie de la préformation de la vaginale.

Chez un homme, dont les testicules étaient tous les deux dans l'abdomen, Cloquet a vu les culs-de-sac péritonéaux descendus dans les bourses. — Dupuytren a vu des hydrocèles scrotales dans des ectopies inguinales et même abdominales. — M. Tuffier cite, chez un fœtus de quatre mois, la présence du faisceau moyen du *gubernaculum* « accompagné jusqu'au fond du scrotum par une vaginale préformée ». M. A. Broca a présenté à la *Société anatomique* plusieurs observations d'ectopies testiculaires, avec coïncidence d'un prolongement séreux qui, dans un cas, atteignait un scrotum rudimentaire. Le même auteur conclut à propos d'une hernie coïncidant avec une ectopie : « De nos jours, pour la migration du testicule, on admet qu'un prolongement péritonéal accompagne jusqu'au fond du scrotum le faisceau moyen du gubernaculum testis. Dès lors le canal péritonéo-vaginal existe, que le testicule descende ou ne descende pas. »

De là on peut induire la possibilité du développement d'un kyste inguinal ou scrotal du canal vagino-péritonéal, même dans le cas d'ectopie testiculaire.

Observation 30.

Hernie inguinale double avec ectopie testiculaire double. — A gauche sac herniaire vide ; au milieu de sa longueur il existe une valvule et un kyste appendu à la paroi. — Cure radicale. — Guérison.

M... Maurice, 5 ans.

Pas de hernie dans la famille.

Les parents remarquèrent, il y a 8 mois, que l'enfant avait une hernie inguinale droite et lui firent porter un bandage.

Ils l'amenèrent à l'hôpital Trousseau, où il entra, salle Denonvilliers, le 21 août 1894.

On diagnostiqua une hernie inguinale double avec ectopie testiculaire double.

24 *août*. — Cure radicale.

A droite le testicule est à l'anneau externe, oscillant entre l'extérieur et l'intérieur du canal ; des tractus fibreux immobilisent la vaginale à la racine des bourses. Le sac herniaire contient de l'épiploon qui par son extrémité adhère au testicule. Résection de 12 grammes d'épiploon. Cordon avec méso dans la paroi postéro-inférieure du sac.

A gauche, le testicule est situé au-devant de l'aponévrose du grand oblique, à laquelle il est fixé par des tractus fibreux. Sac vide ; au milieu de sa longueur existe une valvule avec kyste appendu à sa paroi.

A droite le testicule a pu être logé à peu près au fond des bourses ; à gauche il n'a pu être abaissé, au-dessous de l'anneau externe.

31. — Ablation des fils. A gauche, la réunion de la plaie est presque complète ; du côté droit, la plaie a beaucoup bourgeonné et saigne au moindre attouchement, la réunion ne s'est pas effectuée à plusieurs points ; pansement au salol.

3 *septembre.* — Même état de la plaie et léger œdème du scrotum et de la verge.

25. — Exeat.

3 *septembre* 1896. — L'enfant a été revu. Très bon résultat. Issue d'un fil.

Revu le 31 juillet 1897 ; bon résultat.

CHAPITRE IV

Kystes du canal de Nück.

Nous pouvons également trouver, chez la femme, des kystes analogues aux kystes du canal vagino-péritonéal chez l'homme. Ces collections liquides sont alors développées dans le canal décrit par Nück en 1692. M. Duplay a d'abord nié l'existence de ce canal. M. Beurnier, dans sa thèse (1885-86), soutenait encore l'opinion de son maître.

Mais A. Broca nous dit : « l'opinion à peu près unanime des auteurs anciens, confirmée par les travaux récents de Zucherkandl, Féré, H. Sachs, est exacte. Le canal de Nück existe. J'ai fait, sur ce point controversé, des dissections nombreuses, et j'ai fait voir en 1888 à M. le professeur Duplay des préparations qui l'ont convaincu. »

Richet, Sappey, Tillaux décrivent également le canal de Nück.

Hugo Sachs signale la persistance du canal de Nück 38 fois sur 150 autopsies. M. le professeur Berger a décrit, dans ce canal, des rétrécissements valvulaires, des diaphragmes, semblables à ceux que nous connaissons dans le canal vagino-péritonéal. Nous trouvons à l'abouchement du canal de Nück dans la cavité péritonéale « un repli valvulaire analogue à celui que Ramonède a décrit à l'entrée du canal péritonéo-vaginal chez l'homme ».

Voilà des causes suffisantes pour donner naissance à des kystes séreux, et dans deux observations publiées par M. P. Berger à la Société de chirurgie (séance du 15 avril 1891) il est expressément noté qu'un sac herniaire surmonte le kyste du canal de Nück.

Nous relatons ici quatre observations recueillies par M. Broca.

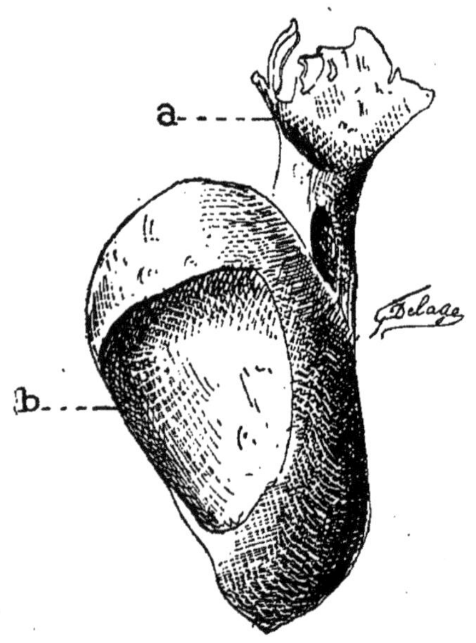

FIGURE 40 (Obs. 31).
a. Sac herniaire (hernie inguinale droite). — *b.* Kyste du canal de Nück.

Deux d'entre elles (obs. 31 et 32) ont été publiées par M. Cachau dans sa thèse. Nous avons eu la bonne fortune de retrouver la pièce qui se rapporte à l'observation 31. Nous avons pensé qu'il y avait intérêt à la dessiner et à la publier. On y remarquera la présence d'un sac herniaire (figure 40) précédant le kyste du canal de Nück, absolument comme dans les kystes du canal vagino-péritonéal (voy. aussi p. 51, fig. 26).

Le sac herniaire est en effet soit l'extrémité supérieure du canal vagino-péritonéal, soit l'extrémité supérieure du canal de Nück ; il est là, témoin irrécusable, pour nous indiquer l'analogie de la formation de ces kystes, chez l'homme et chez la femme.

Observation 31 (fig. 40).

Hernie inguinale droite. — Kyste du canal de Nück (Cachau, thèse de Paris, 1893).

N... Laure, 4 ans 1/2.

Entrée, le 29 avril 1893, hôpital Trousseau, salle Giraldès.

Une sœur a une hernie.

La tumeur de notre malade date de 2 ans. L'enfant n'a pas cessé depuis de porter un bandage nuit et jour.

Hier matin, l'enfant a été examinée à l'occasion de vomissements alimentaires, qu'elle présentait depuis quelques heures. Le médecin, frappé par la présence simultanée d'une masse irréductible siégeant en dehors du canal inguinal et les commémoratifs d'une hernie, l'envoie à l'hôpital avec le diagnostic de hernie étranglée.

Etat actuel (29 août). — Les vomissements ont complètement cessé. Le facies et le pouls de l'enfant sont très bons, mais il existe une tumeur ressemblant à une hernie inguinale assez volumineuse, que l'on ne peut réduire, mais ne pénétrant pas dans la grande lèvre.

On ne peut mieux s'assurer de ses caractères, ainsi que de ceux de l'abdomen (pour réductibilité, etc.). L'enfant ne cessait pas de crier et de se débattre.

Chloroforme. Le ventre est souple. La tumeur est très mobile sans pédicule. Cependant on opère (M. Delanglade).

Cure radicale. Extirpation d'un kyste gros comme un gros œuf de pigeon ou petit œuf de poule, rempli d'un liquide jaunâtre et filant. Derrière et en dedans, petite pointe de hernie se continuant obliquement avec le kyste et non étranglée. Dissection très laborieuse de fibres du ligament rond.

5 *septembre.* — Ablation des fils.

12. — Réunion complète et linéaire.

17. — Exeat. Guérie.

Observation 32.

Hernie inguinale chez la femme. — Kyste du canal de Nück
(Cachau, thèse de Paris, 1893).

B... Adèle, 19 ans, couturière, entre le 21 janvier 1892, à l'hôpital Bichat, salle Chassaignac, n° 20.

Début il y a deux ans. La malade constate alors que *la lèvre droite* est un peu plus grosse, et il y a trois mois elle a pris subitement les dimensions actuelles.

La hernie occasionne quelques douleurs, surtout par la station debout, et il y a trois mois elle a occasionné des accidents aigus avec vomissements simulant l'étranglement. Ces accidents durèrent deux jours, pour se calmer spontanément. Ils ont décidé la malade à se faire opérer.

Actuellement. — Lèvre droite un peu plus saillante à son extrémité supérieure que la gauche. La tumeur est impulsive, étalée, un peu plus grosse qu'une noix. Elle est facilement réductible. Le canal inguinal est oblique et pas très élargi, mais il reçoit le doigt.

24 *janvier.* — Cure radicale par M. Broca. Incision oblique sur le trajet inguinal, assez en dehors pour l'éloigner du pli génito-crural. On tombe d'abord sur un petit kyste séreux pré-herniaire, gros comme une noisette et contigu au sac herniaire. Dissection aux doigts. Nœud de Tait. Le ligament rond n'a pas été vu. Suture sans drainage.

Pansement iodoformé.

Le soir, la malade va bien.

25. — Indolence. Nullement incommodée par son opération.

8e jour. — Premier pansement. Réunion immédiate totale.

15e jour. — Pansement iodoformé.

15 *février.* — Exeat. — Pas d'impulsion à la toux.

Revue le 4 avril 1892. Va bien ; pas d'impulsion à la toux.

On remarquera dans notre observation une complication intéressante : des accidents ayant simulé une occlusion intestinale légère. On conçoit que dans ces conditions la tumeur dure, rénitente, douloureuse, irréductible, ait été prise pour une hernie étranglée.

Dans la littérature américaine récente, nous trouvons une observation semblable à la précédente, due à Th. C. Cumston (1).

Nous avons eu l'occasion d'examiner une femme de 54 ans, portant un kyste du canal de Nück du côté droit. Notre malade a eu plusieurs attaques de rhumatisme articulaire. La première attaque s'est montrée à 32 ans, la dernière a eu lieu en 1892.

Le kyste datant déjà depuis quelque temps aurait grossi en 1890 à la suite d'un traumatisme. La malade croyait avoir une hernie. Cette tumeur détermine de la lourdeur, de la gêne surtout après une marche un peu longue, jamais de coliques, de vomissements, pas de constipation. Le volume de cette grosseur est variable suivant le moment où l'on pratique l'examen. Elle augmente par la marche et à la suite de fatigues pour diminuer ensuite. Située à droite sur le trajet inguinal, son volume moyen est celui d'une noix. Très tendue, nettement délimitée, on ne peut déterminer facilement la fluctuation, mais elle est rénitente. Mobile sous la peau qui est normale, elle est également mobile sur le plan profond. Le taxis essayé à plusieurs reprises est toujours demeuré sans succès.

Il s'agit manifestement là d'un kyste du canal de Nück,

(1) Th. G. Cumston, *The Boston medical and surgical Journal*, Thursday, 25 March 1897.

bien que nous n'ayons pas vérifié notre diagnostic par l'opération.

Nos renseignements ne sont pas assez précis pour établir une relation entre le rhumatisme et l'apparition du kyste du canal de Nück, quoi qu'il en soit, nous signalons la coexistence de ces deux affections chez notre malade. Le kyste aurait toutefois longtemps persisté après la disparition des attaques de rhumatisme articulaire.

On connaît l'existence de l'hydrocèle rhumatismale.

On verra, dans un fait de Cenas, deux kystes rhumatismaux fort probablement développés dans les restes du canal vagino-péritonéal. Or l'analogie est grande entre le canal vagino-péritonéal et le canal de Nück.

Observation 33 (fig. 41).

Th... Germaine, 8 ans, entrée le 13 septembre 1897 ; sortie guérie le 10 octobre.

Au moment où nous corrigions les épreuves de cet ouvrage, il nous a été possible de recueillir une nouvelle pièce de kyste du canal de Nück, chez une fillette de 8 ans, opérée à Trousseau, le 16 septembre 1897, par A. Broca. On constatait une tumeur lisse, arrondie, du volume d'un œuf de pigeon, située au niveau de l'anneau externe du côté droit. Cette tumeur est fluctuante, elle roule sous le doigt ; mobile sous la peau et sur le plan profond, elle est irréductible, indolente, d'un volume toujours égal. On sent une légère impulsion par la toux. La pièce que nous avons montée sur liège affecte les dispositions représentées figure 41. — On aperçoit un sac herniaire *a* très net. Immédiatement situé dans le prolongement du sac herniaire *a* se voit un grand kyste *b*. Dans l'intérieur de ce dernier et développé dans un dédoublement de sa paroi postérieure se trouve un second kyste *c*. Les kystes *c* et *b* présentent donc une disposition concentrique. En somme le canal de Nück présente sur cette pièce la disposition suivante : le sac herniaire *a* représente sa partie supérieure, il se continue ensuite par le grand kyste *b*, contenant lui-même le petit kyste *c*. On remarquera l'analogie frappante qui existe entre la figure 41 : kyste du canal de Nück, et la plupart des figures que nous publions comme kystes du canal vagino-péritonéal. Dans les deux cas il s'agit de collections liquides développées dans un canal séreux, siégeant sur le

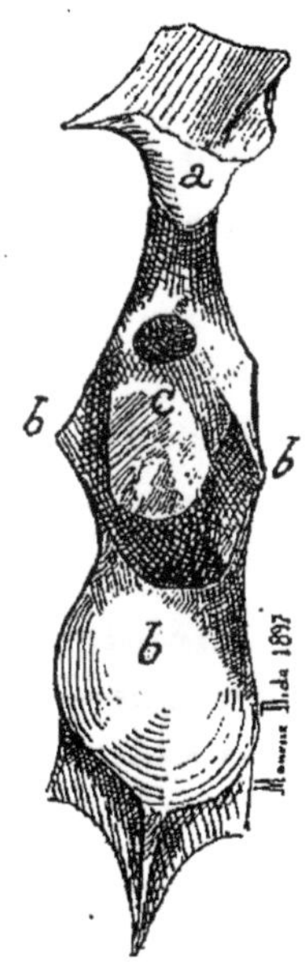

FIGURE 41 (Obs. 33) (grandeur nature).

a. Sac herniaire. — *b*. Kyste du canal de Nück. — *c*. Kyste développé à l'intérieur et dans un dédoublement de la paroi postérieure du grand kyste *b*.

trajet inguinal, et anormalement non oblitéré. Cette figure, mieux peut-être que bien des arguments, montre que les kystes du canal de Nück, chez la femme, sont les homologues des kystes du canal vagino-péritonéal chez l'homme.

La quatrième observation de M. Broca, avec le dessin correspondant, est insérée plus haut (obs. 23, fig. 26, p. 51).

CHAPITRE V

Symptomatologie des kystes du canal vagino-péritonéal.

Nous avons rassemblé à cette place une série d'observations choisies de façon à présenter les différents types cliniques, suivant lesquels se manifestent les kystes du canal vagino-péritonéal.

Nous étudierons ensuite, dans leur ensemble, les symptômes qui caractérisent ces tumeurs.

§ 1. — Observations choisies de façon à montrer les différents types cliniques suivant lesquels se présentent les kystes du canal vagino-péritonéal.

OBSERVATION 34 (fig. 42).

Kyste du cordon pris deux fois pour une hydrocèle vaginale (côté droit). — Sac herniaire sus-jacent. — Cure radicale. — Guérison (1).

Henri H...., 2 ans, entré à l'hôpital Trousseau le 29 mars 1897. Parents bien portants, notons cependant une hernie chez la mère.

Né à terme, nourri au sein, l'enfant n'a jamais été malade. Petite hernie ombilicale survenue quelque temps après la naissance et disparue depuis l'âge de 2 ou 3 mois. Le petit malade a été opéré d'une hydrocèle. Récidive ; seconde ponction. La tumeur de l'aine droite existe

(1) LOUIS MENCIÈRE, *Gazette hebdomadaire de médecine et de chirurgie*, 18 juillet 1897.

encore actuellement ; elle augmente et les parents amènent l'enfant à l'hôpital.

On trouve dans le scrotum et du côté droit une grosseur, du volume d'un petit œuf, nettement fluctuante. Au-dessous de la masse liquide, on sent le testicule normal. Il est situé au-dessous et non en arrière de la tumeur sus-jacente. Cependant cette dernière descend très bas, presque immédiatement au contact du testicule ; nous avons hésité à porter le diagnostic d'hydrocèle, diagnostic qui avait été posé les deux fois précédentes. Prenant alors le testicule entre deux doigts, et pressant avec l'autre main au niveau de la tumeur liquide, nous avons pu constater que le testicule était libre sur toutes ses faces, et non recouvert par le liquide. En un mot, le testicule n'était pas situé sur les parois d'une poche fluctuante, en particulier sur la paroi postérieure ; la tumeur liquide était sus-jacente. Nous n'avions donc pas affaire à un épanchement dans la vaginale. Pour vérifier le fait, car le diagnostic d'hydrocèle avait été porté déjà deux fois lors des deux ponctions faites chez ce jeune malade, nous avons eu recours à une petite manœuvre qui nous a souvent permis de faire un diagnostic dans des cas semblables. Plaçant le pouce et l'index au-dessus du testicule, nous les rapprochons suffisamment pour que du liquide puisse passer entre les deux doigts, mais pour qu'une tumeur limitée par une poche soit arrêtée. Nous pressons alors sur la tumeur ; l'extrémité inférieure de celle-ci se gonfle, le liquide, contenu dans une poche, s'accumule au-dessus de nos deux doigts et ne passe pas dans leur intervalle. Un liquide non entouré par une enveloppe aurait pu sous la pression pénétrer dans la cavité vaginale en passant dans l'espace laissé libre et venir au contact du testicule. Mais ici, le liquide se trouvant dans une poche sus-jacente à la vaginale, et non dans celle-ci, plus la pression exercée est forte, plus l'extrémité inférieure de la tumeur devient volumineuse et se trouve arrêtée sur le bord supérieur de nos deux doigts.

En pénétrant dans l'anneau inguinal on arrive à limiter l'extrémité supérieure du kyste, car il s'agit bien là d'un kyste du cordon et non d'une hydrocèle.

L'enfant est opéré le 8 avril 1897 par M. Broca. Incision comme pour la cure radicale d'une hernie. On trouve un kyste du cordon, volumineux, arrivant au contact de la vaginale sur une large étendue. Le kyste est disséqué, séparé de la vaginale qui, elle, ne contient pas de liquide. L'opération se termine comme pour une cure radicale de hernie inguinale. Pansement occlusif.

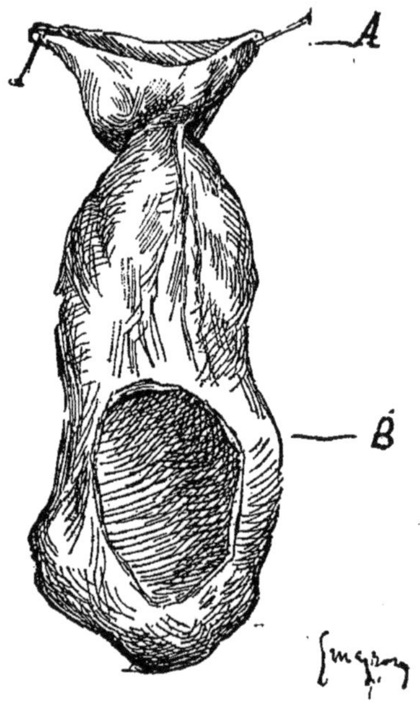

FIGURE 42 (Obs. 34).

A. Sac herniaire. — B. Kyste du cordon.

On voit un kyste du cordon B, dont la paroi antérieure est représentée largement ouverte. Ce kyste contenait un liquide citrin analogue au liquide ascitique. Au-dessus du kyste, en A, on constate un sac herniaire assez volumineux, cependant nous n'avons pas noté la présence de l'intestin.

9 *avril*. — Œdème au niveau du scrotum. Température 39°2.

10. — L'infiltration des bourses a un peu augmenté, mais la température a baissé à 38°4.

12. — Incision du scrotum, il s'écoule de la sérosité un peu louche. Pansement humide pendant 2 ou 3 jours, puis pansement sec.

19. — La plaie est entièrement cicatrisée. L'enfant quitte l'hôpital. Revu le 31 juillet 1897 ; bon résultat, testicule et cordon encore un peu volumineux. Au niveau de la cicatrice on sent une petite grosseur (petit pois) due probablement à la présence d'un fil profond. Après être sorti de l'hôpital l'enfant a eu la rougeole, puis une broncho-pneumonie. Actuellement il est très maigre, il a de la diarrhée et présente tous les symptômes de l'athrepsie.

Nous n'avons pas besoin d'insister sur la fréquence des erreurs commises dans des cas analogues à celui que nous rapportons : ici, deux fois le diagnostic d'hydrocèle vaginale a été porté. Nous ferons remarquer que les quelques signes donnés au cours de cette observation nous ont permis de poser un diagnostic exact. Les petites manœuvres indiquées sont faciles à exécuter, et, bien faites, elles permettent de ne pas confondre une hydrocèle avec un kyste du cordon.

Nous voyons en A (fig. 42) un sac herniaire immédiatement au-dessus du kyste B. Nous ne nous étendrons pas, devant le faire dans un travail ultérieur, sur les positions variables que peut occuper le sac herniaire par rapport au kyste ; nous retiendrons un seul fait : c'est la présence constante d'un sac herniaire au-dessus d'un kyste du cordon, fait déjà bien mis en évidence par A. Broca et par quelques-uns de ses élèves (1).

Le canal vagino-péritonéal se ferme transversalement dans sa portion inférieure et constitue la cavité vaginale ;

(1) DELANGLADE, Kystes du cordon et du canal de Nück (*Bull. de la Soc. anat.*, 1894, p. 463). — CACHAU, *Kyste du cordon et du canal de Nück*. Th. doct. Paris, 1893.

plus haut, il ne s'oblitère pas ; à un moment donné, nous voyons apparaître du liquide. Au-dessus de la partie supérieure du kyste, le canal vagino-péritonéal, non oblitéré en cet endroit, forme un sac herniaire contenant ou non de l'intestin, mais étant tout au moins un véritable point d'appel pour une hernie ultérieure.

On ne doit pas perdre de vue ce fait, car il commande au traitement. La cure radicale supprime et le kyste du cordon et le sac herniaire sus-jacent.

Observation 35 (fig. 43 et 44).

Kyste du canal vagino-péritonéal, affectant une forme bilobée. — Communication entre les deux poches ; sac herniaire sus-jacent. — Cure radicale. — Guérison.

Ch... Marcel, 9 ans. Entré à l'hôpital Trousseau, le 29 mars 1897.

Père et mère bien portants ; un cousin a été opéré dans le service pour une hernie étranglée.

Né à 8 mois, nourri au sein, sevré à 23 mois. Pneumonie à six mois ; a eu la rougeole et la coqueluche.

La mère ne s'est aperçue de la grosseur, que porte le jeune malade, que depuis très peu de temps. L'enfant ne souffre nullement de son état local. Il ne présente aucun accident gastro-intestinal.

Nous constatons actuellement une tumeur assez volumineuse, qui extérieurement semble bilobée. Tumeur oblongue, nettement limitée dans le canal inguinal, longue de 6 centimètres, large de 2 centimètres. La tumeur est mobile sous la peau. Si l'on place le pouce et l'index de chaque main aux deux extrémités de cette poche liquide et assez tendue, on lui imprime des mouvements de va-et-vient, et on la sent fuir sous les doigts comme un noyau de cerise. Ce qui nous indique qu'elle est peu adhérente au plan profond. La verge est déviée du côté sain.

En résumé, on trouve à la partie inférieure du scrotum le testicule, l'épididyme, et les éléments du cordon sur une hauteur d'un à deux centimètres ; puis on sent nettement, immédiatement au-dessus et bombant en avant, le pôle inférieur de la tumeur liquide. La pulpe de l'index continue à suivre les contours de cette tumeur oblongue en passant dans l'anneau inguinal, puis perçoit un ressaut en arrivant à l'extrémité supérieure du kyste, et sent de nouveau le cordon inguinal. Nous avons donc affaire à un kyste, dont les deux extrémités se continuent avec le cordon. La tumeur est fluctuante ; mais elle est située un peu haut et nous ne pouvons voir si elle est transparente.

30 *mars*. — Tumeur moins tendue ; elle grossit parfois puis diminue, dit le petit malade.

31. — *Opération*.

Incision de 4 à 5 centimètres au niveau de l'anneau inguinal. On attire le cordon ; puis on fend la fibreuse commune ; le crémaster est écarté. On décortique le kyste et l'on voit les éléments du cordon attenant à la fibreuse commune.

Le canal déférent est en arrière et en dedans du kyste comme dans les hernies congénitales.

11 *avril* 1897. — L'enfant sort guéri ; la plaie est bien fermée, le testicule gauche et le cordon sont encore volumineux.

Examen de la pièce, figure 43. Deux poches ; l'inférieure est la plus volumineuse. Plus longue que large, la poche inférieure communique avec la supérieure ; on peut refouler le liquide de l'une dans l'autre.

On voit un petit sac herniaire A ne contenant pas l'intestin. Le ligament de Cloquet L relie la poche inférieure à la vaginale.

Figure 44, le kyste est largement ouvert, et nous constatons avec une sonde cannelée qu'il est nettement séparé du sac herniaire sus-jacent, par une membrane. Au niveau du point de jonction du kyste supérieur et du kyste

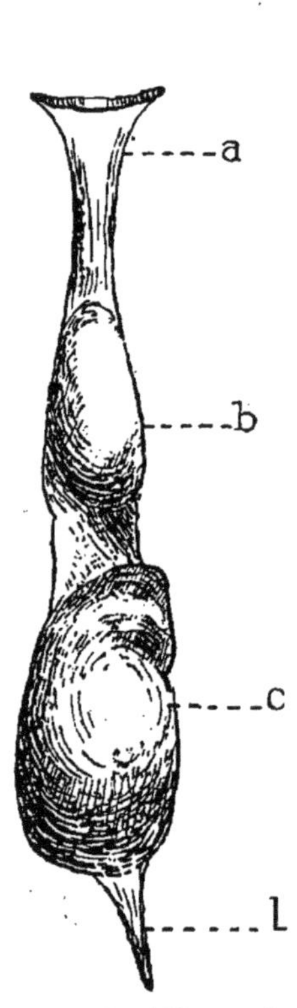

FIGURE 43 (Obs. 35).

a. Sac herniaire. — *b*. Kyste supérieur communiquant avec le kyste *c* sous-jacent. — *l*. Ligament de Cloquet reliant le kyste à la vaginale.

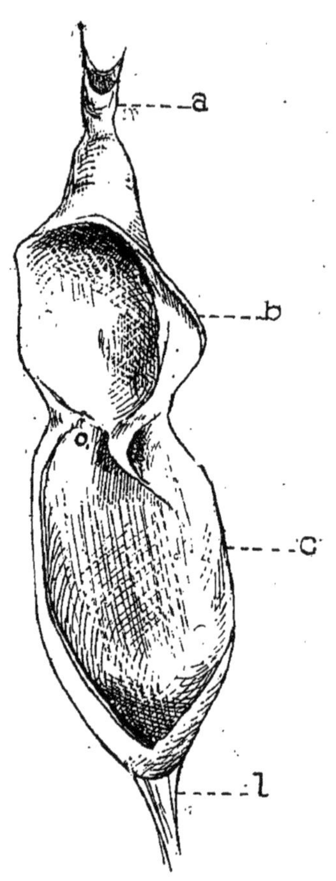

FIGURE 44 (Obs. 35).

Kyste bilobé déjà représenté fig.43, vu ici avec ses parois largement ouvertes.

a. Sac herniaire. — *b*. Poche supérieure. — *c*. Poche inférieure. — *l*. Ligament de Cloquet. — *o*. Orifice de communication.

inférieur, nous trouvons des tractus fibreux ; mais la communication existe incontestablement.

Nous avons recueilli quatre ou cinq grammes de liquide environ.

OBSERVATION 36 (fig. 45, 46, 47).

Deux kystes du canal vagino-péritonéal, placés au-dessus l'un de l'autre. — Sac herniaire ne contenant ni intestin ni épiploon (côté droit). — Cure radicale. — Guérison.

C... Louis, 10 ans. Entre à Trousseau, salle Denonvilliers, le 28 mars 1897.

Père et mère morts tuberculeux. L'enfant tousse un peu ; mais il n'a jamais craché de sang. Il paraît chétif.

Le petit malade aurait fait un effort il y a trois ans, et à partir de ce moment, une grosseur est apparue dans les bourses du côté droit. Les douleurs sont insignifiantes ; mais depuis un mois la tumeur augmente.

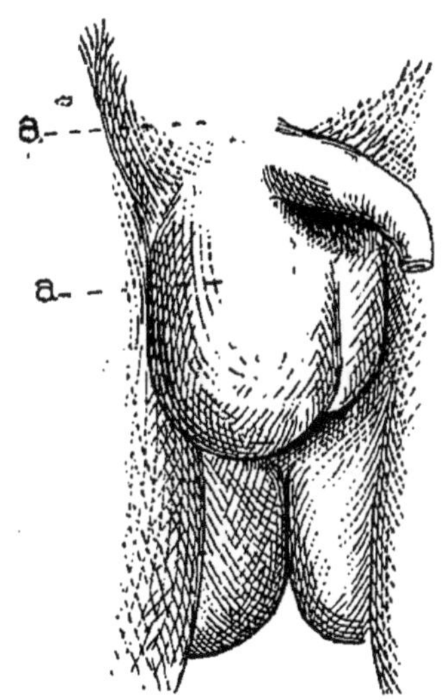

FIGURE 45 (Obs. 36).

On voit un volumineux kyste bilobé *a a* déviant la verge du côté sain.

Nous constatons dans les bourses du côté droit (fig. 45) une tumeur oblongue de la grosseur d'un œuf, tumeur fluctuante et transparente,

BIBLIOTHÈQUE NATIONALE RF

remontant jusqu'au niveau de l'anneau inguinal. Immédiatement au-dessus, on sent le cordon volumineux.

Le testicule est situé à la partie inférieure du scrotum, immédiatement au-dessous de l'extrémité inférieure de la tumeur fluctuante. Nous le trouvons mobile et non adhérent à la tumeur sus-jacente.

Le testicule peut être saisi facilement entre deux doigts ; nous ne constatons pas de liquide en avant de lui dans la vaginale, même quand nous exerçons une pression sur le kyste.

Ganglions dans l'aine du côté gauche et du côté droit.

28 *mars*. — Cure radicale.

Incision au niveau de l'anneau externe. On pince les deux honteuses. Section de l'aponévrose. On passe l'index au-dessous du cordon, on l'attire par cette ouverture relativement petite. Le kyste vient sous la main du chirurgien ; le crémaster est séparé des parois du kyste et porté en dedans ; on incise la fibreuse commune. On énuclée alors le kyste avec les doigts. Au-dessus du kyste on trouve un sac herniaire ne contenant ni intestin ni épiploon.

Les éléments du cordon étaient en arrière et en dedans.

29. — Gonflement et sensibilité du testicule droit ainsi que de l'épididyme.

2 *avril*. — L'épididymite reste stationnaire.

4. — Ablation des fils.

Cicatrice linéaire, réunion par première intention.

18. — Exeat.

Epididyme toujours très volumineux.

Revu le 31 juillet 1897 ; bon résultat ; testicule et cordon normaux.

La figure 46 représente le kyste grandeur nature. En *a* se voit un large sac herniaire ne contenant pas d'intestin ni d'épiploon. Le premier kyste *b* s'aperçoit par transparence ; au-dessous un volumineux kyste *c*.

La figure 47 représente les mêmes pièces ; mais ici la paroi antérieure du kyste *c* a été largement excisée et l'on ne voit qu'une partie de sa paroi postérieure. Le kyste *b*

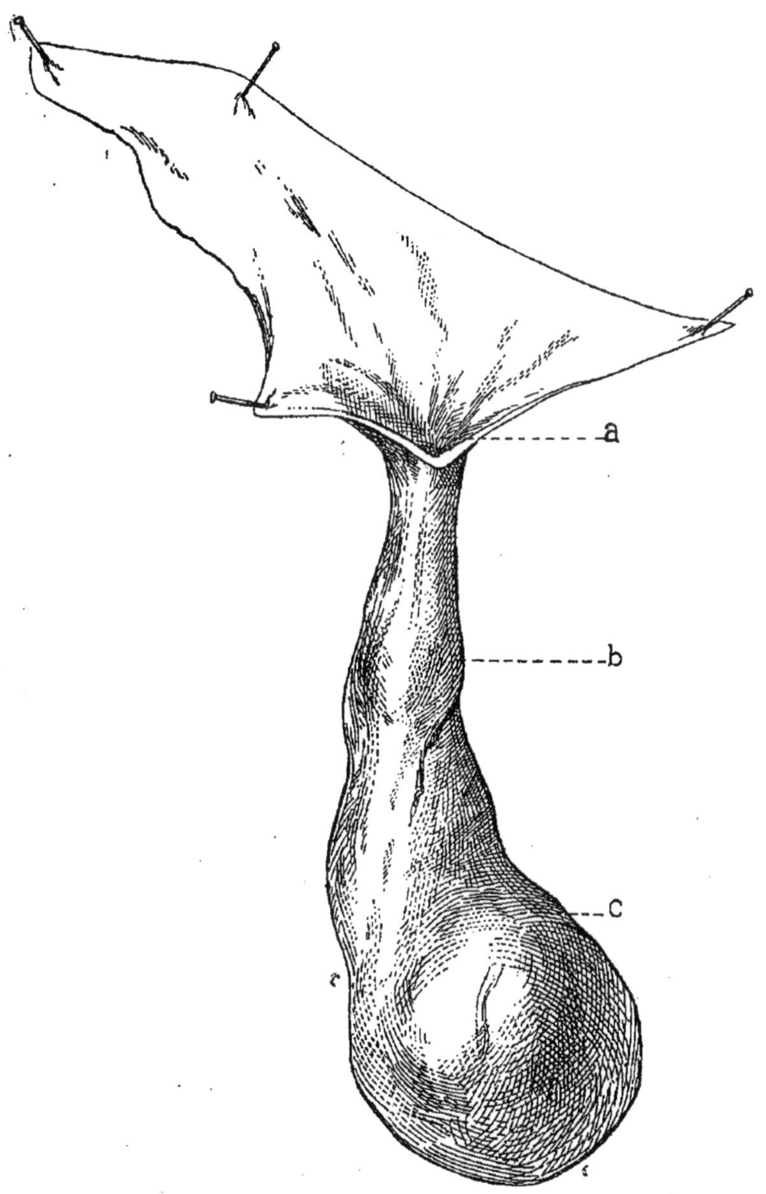

FIGURE 46 (grandeur nature) (Obs. 36).

a. Sac herniaire. — *b*. Kyste supérieur. — *c*. Kyste volumineux situé au-dessous du premier et ne communiquant pas avec lui.

apparaît ainsi plus nettement que dans la figure précé-

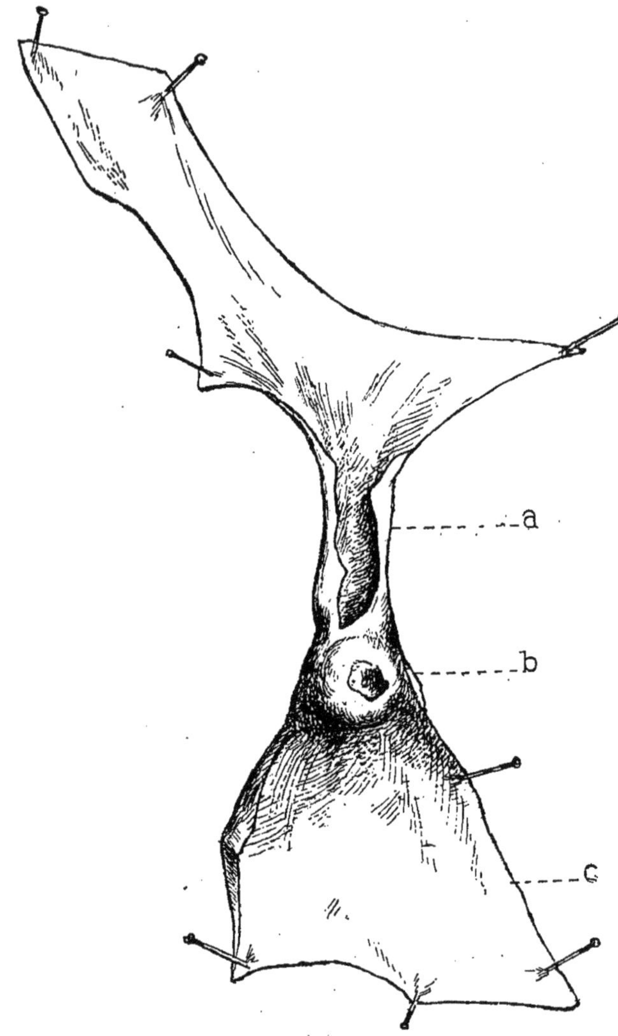

FIGURE 47 (Obs. 36).

Kyste déjà représenté par la figure précédente. Les parois du kyste sont largement ouvertes.

a. Sac herniaire, paroi antérieure ouverte pour montrer la profondeur du sac.

b. Kyste ne communiquant pas avec le grand kyste sous-jacent *c*.

dente. Le sac herniaire a eu sa paroi antérieure ouverte pour montrer quelle est sa profondeur.

Observation 37.

B... Paul est amené à l'hôpital Trousseau le 29 mars 1897.

L'enfant est habituellement très constipé ; mais il n'a jamais eu de maladie.

Trois semaines après sa naissance, sa mère s'aperçoit d'une petite tumeur située au niveau de l'anneau inguinal droit. Depuis lors, cette tumeur aurait un peu grossi. Elle est mobile sous la peau, mobile sur le plan profond, et si nous plaçons deux doigts à chacune de ses extrémités, elle fuit sous les doigts comme un noyau de cerise ; on lui imprime ainsi des mouvements de va et vient.

On sent en bas le testicule, puis un peu plus haut le cordon, enfin le pôle inférieur du kyste, nettement séparé du testicule.

Dans son ensemble, la tumeur est élastique ; mais comme elle est très tendue, on ne peut constater la fluctuation. Elle est située un peu haut aussi, serait-il difficile de voir si elle est transparente.

Observation 38 (fig. 48).

Kyste bilobé. — Orifice de communication entre les deux poches. — Sac herniaire sus-jacent (côté gauche). — Cure radicale. — Guérison.

F..., 5 ans, entré à l'hôpital Trousseau le 10 juin 1897.

C'est par hasard, en déshabillant le petit malade, que sa mère s'est aperçue, il y a 2 ans, de l'affection pour laquelle elle amène l'enfant à l'hôpital.

Notre jeune malade n'a jamais éprouvé de douleur ; il a porté un bandage, sans succès, pendant 2 ans.

Pas de hernie ni chez le père ni chez la mère.

Actuellement, nous constatons au niveau du scrotum, du côté gauche, une tumeur de la grosseur d'une noisette, liquide, fluctuante.

Quand on pratique le taxis, le malade étant dans le décubitus dorsal, la tumeur paraît se réduire en partie. Nous pressons le testicule gauche entre deux doigts et nous pressons avec l'autre main au niveau de la tumeur liquide : nous constatons que le testicule est libre sur toutes ses faces et qu'il n'est pas recouvert par le liquide. Celui-ci est situé

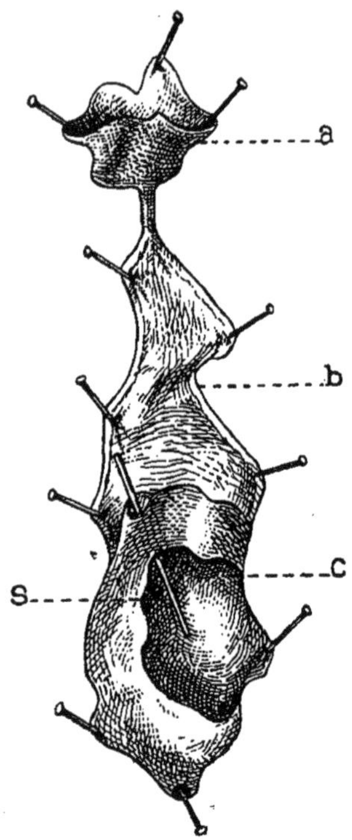

Figure 48 (Obs. 38).

a. Petit sac herniaire ne contenant ni intestin ni épiploon. — *b*. Kyste du canal vagino-péritonéal (le kyste est représenté avec ses parois largement étalées). — *c*. Second kyste séparé du premier par un diaphragme qui présente un orifice de communication. — S. Stylet passé à travers l'orifice qui fait communiquer les kystes *c* et *b*.

plus haut au niveau du cordon et non dans la cavité vaginale. Cure radicale le 12 juin 1897.

16 *juillet*. — L'enfant n'est pas encore guéri, mais il va bien. Revu le 31 juillet 1897 ; guérison définitive.

Sur la pièce recueillie aussitôt après l'opération et montée sur liège, voici ce que nous avons pu constater :

On trouve (figure 48) un kyste du canal vagino-péritonéal *c* d'environ 3 centimètres dans sa plus grande dimension et contenant un liquide citrin. Ce premier kyste est séparé d'un second *b* par un diaphragme, qui présente lui-même un petit orifice de communication dans lequel on voit figuré un stylet. En *a* se trouve un petit sac herniaire ne contenant pas d'intestin.

Quand nous exercions une pression sur la tumeur, le liquide primitivement accumulé dans la poche inférieure, s'échappait par l'orifice de communication dans la poche supérieure, ce qui nous donnait l'illusion d'une réduction.

Observation 39.

M...André, vient à l'hôpital le 13 avril 1897.

Né à terme, l'enfant a eu deux bronchites ; parents bien portants.

Il y a 6 mois on s'est aperçu que l'enfant avait une petite tumeur irréductible au niveau du scrotum à droite. La tumeur devient parfois dure surtout le soir quand l'enfant a marché. Actuellement elle est fluctuante, de la grosseur d'une noix, peu tendue. Le testicule est en position normale ; on constate, grâce à la manœuvre indiquée dans l'observation 34, qu'il est indépendant de la poche liquide et situé plus bas.

Aucune douleur, parfois cependant légères coliques.

L'enfant porte un bandage. Il reviendra pour se faire opérer.

OBSERVATION 40.

Kyste ponctionné plusieurs fois ; apparition d'une volumineuse hernie inguinale ultérieure (côté droit).

S... Georges, 9 mois, est amené à l'hôpital Trousseau le 11 mai 1897.

Ce jeune malade a déjà subi plusieurs ponctions pour un kyste du cordon.

La dernière ponction a été pratiquée le 15 janvier 1897. A ce moment-là l'enfant n'avait pas de hernie.

Actuellement, nous constatons une volumineuse hernie inguinale droite, descendant dans les bourses, réductible avec gargouillement.

L'enfant sera opéré.

Nous ferons remarquer que le kyste du cordon chez notre jeune malade a été traité par la ponction. Or le sac herniaire sus-jacent et accompagnant constamment un kyste du cordon, n'a pu être influencé par le traitement. Il est demeuré un véritable point d'appel pour une hernie. Cette observation nous montre que seule la cure radicale est la méthode de choix ; elle supprime du même coup et le kyste qui ne saurait se reproduire et le sac herniaire qui peut devenir le point de départ d'une hernie ultérieure.

OBSERVATION 41 (fig. 49).

Kyste et sac herniaire au-dessus (côté droit). — Cure radicale. — Guérison.

D.. Henri, 2 ans.

Antécédents héréditaires, nuls. — 3 enfants vivants, bien portants, n'ayant pas de hernie, sauf l'enfant en question.

Le jeune D... Henri est né à terme et a été élevé au sein. Il a marché à 13 mois ; il n'a jamais été malade.

Il y a environ 3 semaines, il s'est plaint de coliques ; la mère s'aperçoit alors que l'enfant porte à droite, dans les bourses, une tumeur de la grosseur d'une noisette. On ne fait aucun traitement, mais la tumeur ayant grossi et les douleurs abdominales persistant, on amène l'enfant à l'hôpital Trousseau, le 10 décembre 1895.

L'enfant présente à droite, à la partie supérieure des bourses, une

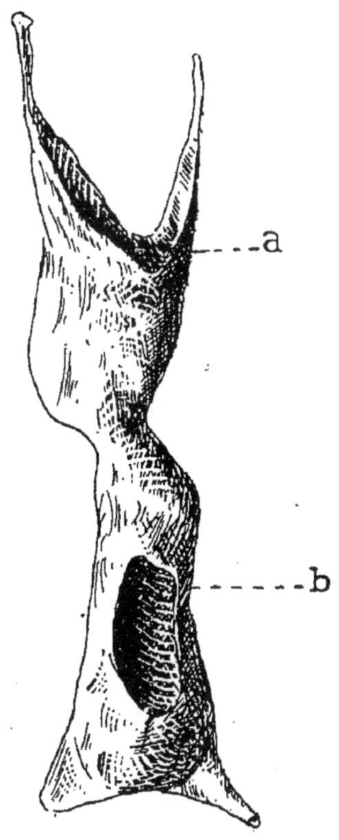

FIGURE 49 (Obs. 41).
a. Sac herniaire. — *b*. Kyste.

tumeur du volume d'une noix ; l'anneau inguinal externe droit est fort distendu ; à gauche le testicule est à la partie supérieure des bourses. — Phimosis.

15 *décembre*. — Cure radicale. On constate une hernie funiculaire avec kyste du cordon.

25. — La plaie est cicatrisée ; les testicules sont à la partie moyenne des bourses. L'enfant sort guéri.

Revu le 31 juillet 1897 ; bon résultat.

Sur la figure 49 qui représente la pièce, nous avons en *a* un sac herniaire assez volumineux, qui contenait l'intestin. Immédiatement dans le prolongement de ce sac, et séparé de lui par un petit collet rétréci, on voit, en *b*, un kyste du cordon haut de 4 centimètres.

Observation 42 (fig. 50).

Kyste du canal vagino-péritonéal. — Hernie au-dessus (côté gauche). — Cure radicale. — Guérison.

C... Georges, 3 ans et demi.

Les parents, bien portants, ont eu 3 enfants : celui qui fait l'objet de cette observation, un second mort d'athrepsie et un troisième en bonne santé.

Le jeune Georges C... est né à terme et a été élevé au biberon, il a eu la varicelle. Au mois de septembre 1894, la mère a remarqué une grosseur dans les bourses du côté gauche ; mais cette grosseur devait exister antérieurement.

On lui a fait porter un bandage aussitôt.

Depuis un mois environ, la grosseur n'est plus réductible complètement.

L'enfant est entré à l'hôpital Trousseau le 28 mai 1895. On constata, du côté gauche, une tumeur grosse comme une noisette, avec induration du cordon ; au-dessus, on sentait la hernie inguinale pulsatile et réductible.

Opération le 28 mai ; on reconnut que la hernie s'accompagnait d'un kyste du cordon ; pas de ligament de Cloquet.

L'enfant sortit guéri, le 18 juin.

Figure 50, le sac herniaire est reproduit en *a* ; au-dessous, et lui étant immédiatement accolé, on voit le kyste

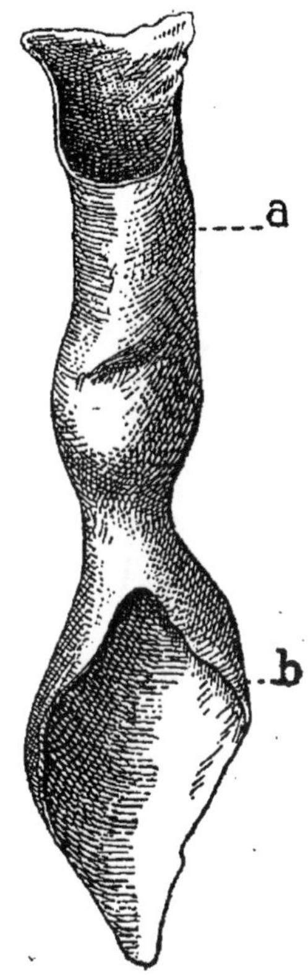

FIGURE 50 (Obs. 42).

a. Sac ayant contenu la hernie. — *b*. Kyste.

du cordon, dont les parois sont représentées largement ouvertes.

OBSERVATION 43 (fig. 51).

Hydrocèle opérée ; 5 *mois après, kyste du canal vagino-péritonéal. — On trouve un sac herniaire au-dessus du kyste (côté gauche). — Cure radicale. — Guérison.*

L... Louis, 9 ans.

A été opéré d'une hydrocèle, à gauche, il y a 5 mois. Il est sorti de l'hôpital, guéri de son hydrocèle, sans qu'on s'aperçût qu'il était porteur d'une autre tumeur au-dessus.

Il rentra à Trousseau le 21 mai 1894.

La cicatrice de la première opération était petite et rétractée. Le testicule, dans les bourses, était libre. Au niveau de l'orifice externe

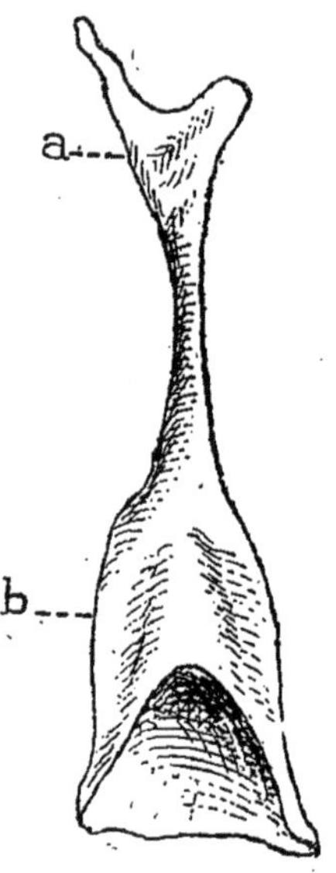

Figure 51 (Obs. 43).

a. Sac herniaire. — *b*. Kyste.

du canal inguinal, on sentait une tumeur arrondie, grosse comme une bille, mobile et facile à déplacer.

22 mai, *opération*. On trouva un kyste du cordon adhérent assez solidement en bas à la vaginale, et au-dessus de lui un petit sac herniaire. Exeat le 10 juin.

Revu le 31 juillet 1897 ; résultat parfait.

La figure 51 nous montre le sac herniaire *a* et le kyste du canal vagino-péritonéal *b*.

Observation 44 (fig. 52).

Kyste du canal vagino-péritonéal provoquant des douleurs intestinales journalières. — Cure radicale. — Guérison.

P... Auguste, 5 ans et demi.

Cet enfant souffrait presque tous les jours de coliques, quand sa mère remarqua qu'il portait, dans l'aine, une tumeur disparaissant

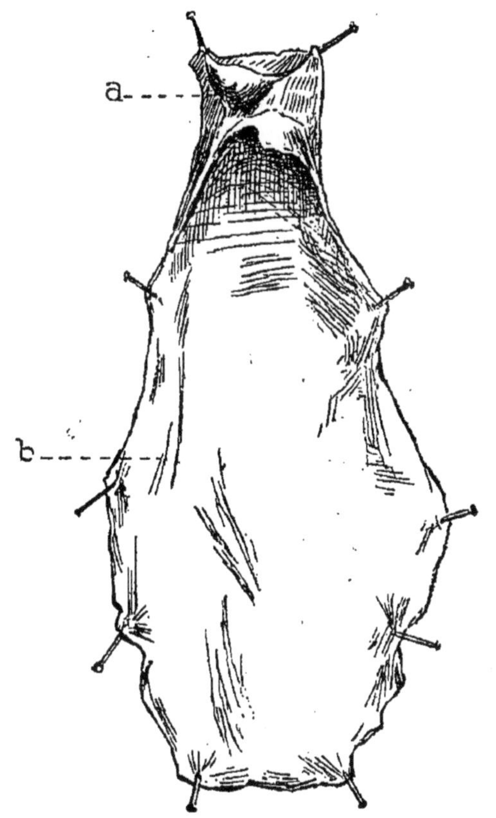

Figure 52 (Obs. 44).
a. Sac herniaire. — *b.* Kyste.

alternativement ; il avait néanmoins bon appétit et ne vomissait pas ; il était légèrement constipé.

Il est amené à l'hôpital Trousseau le 18 février 1897.

A la palpation, on sent une tumeur fluctuante et irréductible, se prolongeant dans l'anneau.

Cure radicale le 19 février.

On constata l'existence d'un kyste, dont la paroi, à sa partie moyenne, était épaissie et très injectée ; il remontait dans l'anneau, où il rencontrait un sac herniaire.

Exeat le 6 mars ; revu le 31 juillet 1897 ; bon résultat, cependant la cicatrice est un peu difforme.

Sur la figure 52, les parois du kyste *b* sont représentées étalées. Le sac herniaire *a* est immédiatement accolé au pôle supérieur du kyste.

Observation 45.

Hydrocèle vaginale. — Kyste au-dessus. — Granulations tuberculeuses aperçues sur le péritoine au cours de l'opération. — Cure radicale. — Guérison (côté droit).

M... Auguste, 9 ans.

La grand'mère paternelle était atteinte d'une hernie inguinale droite.

L'enfant a eu, à l'âge de deux ans, une hydrocèle vaginale, qui a été ponctionnée à l'hôpital Trousseau. A la même époque, une hernie inguinale double apparut ; les tumeurs étaient peu volumineuses ; l'enfant porta jour et nuit pendant 3 ans un bandage à ressort.

Les hernies paraissaient avoir cédé, quand on remarqua que les testicules étaient remontés ; et, il y a quinze jours, une tumeur nouvelle paraissait dans la bourse droite ; elle était indolente ; son volume s'accrut rapidement.

L'enfant entra à Trousseau le 25 février 1895.

A l'examen, on constata un kyste du cordon du côté droit, du volume d'une châtaigne. Le testicule droit, comme celui de gauche, était oscillant ; il était remonté jusqu'à l'anneau inguinal externe.

L'anneau inguinal externe gauche était plus distendu que le droit ; néanmoins, la hernie ancienne n'avait pas reparu depuis longtemps.

1er *mars.* — Cure radicale. On trouve une hydrocèle vaginale communiquant par un pertuis avec un kyste du cordon, qui remonte jusqu'à l'anneau externe.

On ouvre l'hydrocèle et le kyste ne se vide pas.

Au-dessus du kyste, on atteint le péritoine qui paraît épaissi. Le péritoine est incisé et on voit qu'il est couvert de granulations tuberculeuses.

21. — Réunion immédiate parfaite. Les testicules sont en place, exeat le 24 mars.

Revu le 31 juillet 1897 ; pas de récidive ; bon résultat ; la cicatrice est légèrement chéloïdienne au niveau de son extrémité inférieure.

Observation 46.

Hernie inguinale gauche. — Kyste au-dessous. — Cure radicale. — Guérison.

B... Julien, 11 ans.

Hérédité nulle.

Les parents s'aperçurent, il y a deux ans et demi, que leur enfant portait une petite tumeur dans les bourses du côté gauche, sans qu'il s'en plaignît aucunement. Ils consultèrent à l'hôpital Trousseau et on fit une ponction. Le liquide resta quelque temps sans se reproduire, puis revint lentement, et, il y a quelques mois, atteignit son volume primitif.

L'enfant entra à Trousseau, salle Denonvilliers, le 24 août 1894.

La tumeur avait un volume un peu supérieur à celui d'un œuf de pigeon ; elle était transparente, régulièrement ovoïde et de consistance élastique. Elle n'était pas douloureuse à la pression, sauf en un point, en haut et en arrière, où le malade accusait de la sensibilité ; c'était, pensait-on, la place du testicule.

En déprimant les téguments en doigt de gant, on introduisait l'index dans l'anneau inguinal externe du même côté, qui était très large et dans lequel on sentait s'engager la hernie dans les efforts de toux.

Le 25 août, jour de l'opération, on observa un phénomène particulier : la tumeur piriforme qu'on constatait la veille avait totalement disparu ; on ne sentait plus que le testicule, qui se présentait avec ses caractères habituels. On notait cependant qu'il possédait une très grande mobilité et qu'il remontait jusqu'à l'anneau externe, rien que par le simple fait de découvrir le malade. Cette réduction spontanée aurait été d'ailleurs souvent remarquée par le malade lorsqu'il avait gardé le décubitus horizontal pendant un certain temps.

25 *août.* — Cure radicale. Extirpation d'un kyste du cordon avec sac herniaire. Réunion immédiate.

17 *septembre.* — L'enfant sort guéri.

Revu le 31 juillet 1897 ; excellent résultat.

Sur la pièce montée sur liège on remarquait un sac herniaire (hernie inguinale gauche), et, immédiatement au-dessous de son extrémité inférieure, le kyste.

Observation 47.

Hernie et kyste du canal vagino-péritonéal (côté droit). — Cure radicale. — Guérison.

B... Pierre, 5 ans.

Antécédents herniaires nuls.

L'enfant est entré à l'hôpital Trousseau, salle Denonvilliers, le 3 février 1896.

Au mois d'août de l'année précédente, il a fait une chute, il se plaignit et l'on s'aperçut alors qu'il avait une hernie à droite. Le médecin prescrivit un bandage, que l'enfant ne put supporter plus de quinze jours.

9 *février.* — Cure radicale. On trouva un kyste du cordon au-dessous du sac herniaire.

Au bout de 8 jours, les points de suture furent enlevés ; réunion parfaite de la plaie.

23. — L'enfant sort guéri.

Observation 48.

Hernie inguinale double, s'accompagnant à droite d'un kyste du canal vagino-péritonéal. — Cure radicale. — Guérison.

J... D... André, 3 ans.

Cet enfant, pour lequel on n'a pu constater aucun antécédent héréditaire, a une hernie inguinale double.

La première, celle de droite, est apparue dès l'âge de 4 mois. On a appliqué à l'enfant, à cette époque, un bandage en caoutchouc qu'il gardait jour et nuit, et qui a été remplacé, il y a un an, par un bandage à ressort, porté le jour seulement. L'enfant se plaint de maux de tête violents et fréquents; il a souvent des nausées et des vomissements; il n'a jamais éprouvé de convulsions.

La hernie droite, qui avait d'abord la grosseur d'une noisette, forme actuellement dans l'aine une tumeur qui atteint parfois le volume d'un œuf de poule.

La hernie du côté gauche s'est manifestée en dernier lieu et est restée à l'état de petite tumeur facilement réductible.

La mère réduisait d'abord elle-même sans difficulté la hernie droite; mais actuellement, celle-ci devient parfois si volumineuse et si tendue que la réduction est impossible ou extrêmement douloureuse.

Les anneaux inguinaux ne sont pas très distendus; ils doivent exercer sur le sac herniaire une constriction difficile à vaincre.

L'enfant est entré à Trousseau, salle Denonvilliers, le 18 février 1895. Les deux hernies étaient réduites et les testicules étaient en place dans les bourses.

20 *février*, cure radicale. On constata que la hernie droite était accompagnée d'un kyste du cordon; à gauche il n'existait qu'une pointe de hernie simple.

8 *mars*, l'enfant sort guéri.

La pièce montée sur liège se compose d'un volumineux sac herniaire qui contenait une hernie de la grosseur d'un œuf de poule, et d'un kyste situé au-dessous, et dont le pôle supérieur est accolé à l'extrémité inférieure du sac.

Observation 49.

Hernie inguinale droite. — Kyste du cordon droit (A. Broca, *Bull. de la Soc. anat.*, 1892, p. 147).

Cord... Henri, 12 ans, entre le 24 décembre 1891, à l'hôpital Trousseau, salle Denonvilliers, n° 1 *bis*. Cet enfant se rappelle avoir toujours souffert de l'aine droite quand il marchait, quand il faisait des chutes. Ni lui ni ses parents ne peuvent préciser le moment et le mode de début de la hernie. Il n'a jamais porté de bandage.

Actuellement quand il tousse on constate une hernie inguinale droite, très marquée, sonore. Il n'y a pas d'ectopie testiculaire. Rien à gauche.

Opération le 13 janvier 1892. — Après incision de la peau, du dartos, du crémaster et de la fibreuse commune, j'ouvre un sac séreux indépendant de la tunique vaginale, bien fermé, et je le libère avec l'ongle de bas en haut. Mais en arrivant à l'anneau extérieur je constate que ce sac se termine en une pointe close et ne communique pas avec le péritoine. Ce n'est certainement pas le sac herniaire. Je dissocie donc derrière lui, à la sonde cannelée, un tissu graisseux, au milieu duquel, entre les éléments du cordon, je trouvai un autre sac séreux descendant moins bas que le premier. Celui-ci communiquait en haut avec la cavité abdominale, ainsi que je m'en assurai par l'introduction du doigt. Ce sac fut disséqué avec l'ongle (très facilement car il avait autour de lui une mince couche de tissu adipeux), et lié au collet. La pointe du sac antérieur, clos, adhère à sa face antérieure au niveau de l'anneau externe, mais sans rien qui ressemble à des stigmates. Partout les parois séreuses sont minces, souples, transparentes.

Sous quelle influence le liquide s'accumule-t-il dans les cavités séreuses persistant le long du cordon ? Il est probable que, comme pour l'hydrocèle vulgaire, un léger degré d'inflammation entre en jeu. A titre de curiosité, nous rappellerons une observation de Cenas (1) nous montrant la possibilité de kystes situés au niveau du cordon et se développant au cours d'une attaque de rhumatisme aigu ; mais nous ne saurions accepter l'explication de l'auteur localisant gratuitement l'épanchement liquide sur la gaine fibreuse du cordon et le tissu cellulaire sous-jacent. Nous avons une région anatomique, où les restes du canal vagino-péritonéal sont nombreux, nos observations en font foi ; au cours d'une affection aiguë, nous voyons une collection liquide se former en cet endroit ; sa localisation nous paraît évidente. On connaît la vaginalite rhumatismale signalée par Bouisson et Duquet ; il se passe ici une chose analogue. Les restes du canal vagino-péritonéal ne sont-ils pas une vaginale en miniature ?

§ 2. — Symptomatologie et diagnostic des kystes du canal vagino-péritonéal.

A l'encontre de ce que pensait Giraldès, ces kystes du canal vagino-péritonéal ne sont d'ordinaire pas congénitaux. De même que pour la hernie et l'hydrocèle infantiles, ce qui est congénital, c'est la persistance du canal vagino-péritonéal en partie ou en totalité. L'hypersécrétion de la séreuse s'explique par les chocs, les traumatismes qui peuvent survenir pendant l'accouchement ou après la

(1) Observation du Dr CENAS, *Loire médicale*, 1885.

naissance. On peut encore, à l'exemple de M. Broca, invoquer une cause plus générale : « l'hydrocèle n'est qu'un degré ou une modalité de la vaginalite », « et le processus d'oblitération n'est-il pas le premier degré d'une altération en quelque sorte spontanée et susceptible de se dévier vers la transformation kystique? » (1). Le port d'un bandage a parfois été invoqué.

D'une façon générale, le début des kystes du canal vagino-péritonéal est insidieux. C'est par hasard que les malades s'aperçoivent en se déshabillant d'une grosseur au niveau de la région inguinale. Parfois encore le kyste est rencontré au cours d'une opération pour hernie étranglée ; d'autres fois le contraire se produit, un kyste donne lieu à des phénomènes d'étranglement et révèle ainsi sa présence.

Plus rarement les kystes vagino-péritonéaux affectent une marche aiguë ; mais dans ce cas n'a-t-on pas affaire à des kystes ignorés et s'enflammant subitement?

Un bel exemple de kyste aigu est celui donné dans l'observation du Docteur Cenas (2), où il s'agit de kystes aigus survenant au cours d'une attaque de rhumatisme aigu et disparaissant ensuite.

Signalons encore l'exemple de kyste suppuré dû à M. Broca, bien que dans ce cas-là les signes appartenant en propre à la tumeur kystique n'aient pas été bien notés.

Le kyste peut siéger soit au niveau du canal inguinal,

(1) Cachau, Th. de Paris, 1893, p. 20.

(2) Observation du Dr Cenas, *Loire médicale*, 1885.

soit dans le scrotum. Il est habituellement unilatéral ; cependant Dupuytren a vu un homme de 40 ans présentant une double hydrocèle enkystée,accompagnée de deux hernies étranglées.

Nous avons noté 62 fois la présence de kystes à droite et 40 fois à gauche.

Nous avons vu, à propos de l'anatomie pathologique, que l'on pouvait avoir plusieurs kystes disposés en grains de chapelet. La palpation permet parfois de se renseigner à cet égard. Dans le cas de kystes concentriques, la palpation ne révèle rien ; le kyste extérieur, le plus volumineux, est seul perçu. Le petit kyste intérieur demeure une surprise d'opération.

La tumeur a pour caractère d'être mobile sous la peau et sur le plan profond. On lui imprime facilement des mouvements plus ou moins étendus. La peau ne présente pas de changement de coloration. Le cordon n'est véritablement distinct qu'au-dessus et au-dessous de la tumeur. Nous avons vu, dans plusieurs de nos observations, qu'il était parfois possible de le sentir nettement avec le doigt au-dessus et au-dessous de la tumeur ; la situation précise de cette dernière est dans ce cas facilement déterminée. La fluctuation peut être assez souvent produite ; mais parfois, la tumeur étant très tendue, on obtient plutôt une sensation spéciale de rénitence qu'une fluctuation véritable.

La transparence, difficile à constater quand il s'agit d'une tumeur inguinale, peut être perçue plus facilement dans un kyste se prolongeant dans le scrotum.

La toux ne communique, en général, aucune impulsion aux kystes du canal vagino-péritonéal ; cependant il n'en est pas toujours ainsi, parce que la hernie située au-dessus du kyste peut transmettre son impulsion à ce dernier. Quand on constatera de l'impulsion, il faudra donc toujours tâcher de voir s'il n'y a pas au-dessus du kyste, non seulement un sac herniaire vide, mais une véritable hernie intestinale. Nous avons déjà vu que le volume de ces kystes pouvait varier. En général les kystes inguinaux sont moins volumineux que les scrotaux. Ces derniers peuvent acquérir de grandes proportions surtout chez l'adulte. Néanmoins, il est rare que les kystes du canal vagino-péritonéal acquièrent les dimensions considérables des kystes de l'épididyme. La forme de ces tumeurs liquides, également variée, est ovale, fusiforme, bilobée ou plus ou moins arrondie ; cette dernière forme s'observe surtout dans les collections scrotales.

Les petits kystes des nouveau-nés sont en général sphériques, très durs, situés haut, tout contre l'anneau externe. C'est à eux surtout qu'il est possible assez souvent d'imprimer des mouvements spéciaux de va-et-vient ; si l'on place le pouce et l'index de chaque main aux deux extrémités de la poche liquide, on lui fait exécuter des mouvements de va-et-vient suivant la direction du trajet inguinal et on la sent fuir sous les doigts comme un noyau de cerise.

Les kystes du canal vagino-péritonéal sont des tumeurs irréductibles ; cependant une réduction lente est parfois possible, quand il existe un pertuis faisant communiquer le kyste avec le sac herniaire. On peut également avoir l'illusion d'une réduction dans le cas de tumeur bilobée, ou lorsqu'il existe une communication avec une poche propéritonéale comme dans l'observation 84, figure 26, pages 53 et 170.

En dehors de toute anomalie et de toute communication, la quantité de liquide peut varier ; le même kyste, qui est volumineux, tendu le soir, quand l'enfant s'est fatigué dans la journée, se trouve très diminué le matin au réveil après le repos de la nuit.

On remarquera que, dans la plupart de nos observations, le testicule occupe sa position normale dans les bourses. Il est souvent nettement séparé de la tumeur kystique, et entre lui et cette dernière, on sent, dans ces cas-là, une portion du cordon. Alors même que le kyste est intimement adhérent à la vaginale, on peut isoler le testicule, qui ne se trouve pas en arrière de la tumeur kystique mais au-dessous d'elle.

Si l'on prend le testicule entre deux doigts et que l'on presse avec l'autre main au niveau de la tumeur liquide, on constate que le testicule est libre sur toutes ses faces, et non recouvert par le liquide. En plaçant le pouce et l'index au-dessus du testicule, si on les rapproche de telle sorte que du liquide puisse passer entre les deux doigts, mais qu'une tumeur limitée par une poche soit arrêtée, puis, si l'on presse alors sur la tumeur, l'extrémité inférieure de celle-ci se gonfle, le liquide contenu dans une poche s'accumule au-dessus de nos deux doigts et ne passe pas dans leur intervalle. Un liquide non entouré par une enveloppe, appartenant à la vaginale par exemple, pourrait, dans ces conditions, pénétrer sous la pression dans la cavité vaginale en passant dans l'espace laissé libre et venir au contact du testicule.

Mais si le liquide se trouve dans une poche sus-jacente à la vaginale, et non dans celle-ci, plus la pression exercée est forte, plus l'extrémité inférieure de la tumeur devient volumineuse et se trouve arrêtée sur le bord supérieur de nos deux doigts. — Nous avions déjà indiqué ces différents signes dans une observation publiée dans la *Gazette hebdomadaire de médecine et de chirurgie* (1) et reproduite ici page 90.

Les signes fonctionnels sont insignifiants. Comme nous le disions plus haut, c'est souvent par hasard que les malades découvrent leur tumeur. Cependant nous trouvons signalés, dans plusieurs de nos observations, des douleurs lancinantes vagues, des tiraillements dans l'aine, parfois des coliques et quelques troubles gastro-intestinaux. Ces phénomènes s'accentuent parfois jusqu'à simuler une hernie étranglée. Nous ne parlerons pas des kystes à marche aiguë, ou plutôt de ces kystes ignorés jusqu'alors et devenant le siège d'une inflammation, ou bien encore de ces kystes signalés pendant une attaque de rhumatisme aigu. Dans tous ces cas, les symptômes dont nous venons de parler, s'accentuent et nous indiquent que nous avons alors affaire à une affection aiguë.

Quelle est la marche suivie par ces tumeurs? La mar-

(1) MENCIÈRE, *Gazette hebdomadaire de médecine et de chirurgie*, 18 juillet 1897.

che suivie par les kystes du canal vagino-péritonéal emprunte certains caractères à l'hydrocèle infantile; comme cette dernière, ils disparaissent quelquefois spontanément. Mais les kystes présentent généralement une marche chronique ; leur membrane s'organise, et la collection liquide n'a aucune tendance à disparaître. Des épanchements sanguins peuvent se produire ; ils sont sans doute analogues à ceux que nous rencontrons dans la pachyvaginalite. D'autres fois le kyste subit la transformation crétacée ; nous en avons cité plus haut une remarquable observation de M. Roché (de Toucy).

Nous ne reviendrons pas, à propos du diagnostic des kystes du canal vagino-péritonéal,sur les différents signes qui les caractérisent et que nous venons d'énumérer longuement.

Nous ne ferons qu'indiquer rapidement les différentes affections que l'on pourrait confondre avec un kyste du canal vagino-péritonéal. D'une façon générale, le kyste est une tumeur du volume d'un œuf de pigeon, siégeant sur le trajet du cordon, dure, fluctuante ou tout au moins rénitente, transparente, indolore, irréductible, ne subissant pas l'impulsion par la toux, indépendante du testicule, et se continuant au-dessus et au-dessous par le cordon. Ces caractères permettront d'établir facilement un diagnostic différentiel.

Les lipomes du cordon,dont Brossard, A. Broca, Reynier ont publié des observations, peuvent prêter à confusion, mais nous connaissons leur rareté.

La tuberculose, la syphilis sont rarement localisées sur le cordon seulement.

Le testicule en ectopie donne à la pression une douleur spéciale, et de plus on évitera une erreur en s'assurant tout d'abord de la présence des deux testicules dans les bourses. — En admettant la réalité des observations de polyorchidie « la pression réveillerait sur le troisième testicule la même sensation que sur les autres (Macann et Prandkerd) (1).

Les myxomes, les sarcomes, les myomes du cordon sont des affections très rares et ayant des caractères particuliers de gravité, qui ne les feront pas confondre avec un kyste.

Les kystes hydatiques de l'aine, dont plusieurs auteurs et en particulier MM. Duplay, Verneuil et Lafourcade ont fourni des exemples, seront parfois difficilement reconnus. On songera à la crépitation amidonnée, que produisent ces sortes de kystes et qui est analogue à celle fournie par les kystes synoviaux à grains riziformes. La ponction peut également éclaircir le diagnostic.

Un hygroma préherniaire, développé par le port d'un bandage, peut être la cause d'une erreur. On aura les commémoratifs pour guides ; de plus, ces hygromas préherniaires sont d'une grande rareté. Enfin nous dirons, à l'exemple de Delanglade, que parfois ces hygromas préherniaires pourraient bien être tout simplement des kystes du canal vagino-péritonéal, en arrière desquels serait descendu le sac herniaire. Nous avons vu pareille disposition à propos de l'anatomie pathologique. Supposons exagé-

(1) Thèse de Cachau, p. 42.

rées par suite de la pression croissante des viscères les figures que nous avons données pages 43, 45, 50, et nous aurons un hygroma préherniaire, en réalité un kyste du canal vagino-péritonéal, et en arrière de lui un sac herniaire, n'étant primitivement lui-même que la partie supérieure de ce même canal vagino-péritonéal.

Les kystes spermatiques peuvent se développer même sur le canal déférent ; il est vrai que cette localisation n'est pas fréquente ; ordinairement ils sont en rapport avec l'épididyme. Une ponction avec la seringue de Pravaz donnera en général issue à un liquide lactescent.

Le diagnostic avec les kystes de l'épididyme est plus facile, même quand ces derniers se prolongent sur le cordon. L'examen du testicule et de l'épididyme lève les doutes.

Nous avons déjà insisté longuement sur quelques signes, que nous avions déjà signalés, avant la publication du présent ouvrage, pour distinguer le kyste du canal vagino-péritonéal de l'hydrocèle. Nous n'y reviendrons pas. L'hydrocèle congénitale et l'hydrocèle en bissac devront être distinguées des kystes. La première est réductible, mais la réduction peut se faire lentement par un orifice très étroit. L'hydrocèle en bissac surtout peut être confondue avec le kyste du canal vagino-péritonéal présentant une seconde poche propéritonéale (figure 26, page 53). Mais dans tous ces cas, on aura pour se guider les différents signes que nous avons décrits pour caractériser une hydrocèle. Le testicule, dans l'hydrocèle, n'est jamais indépendant de la tumeur liquide.

On saura distinguer un kyste d'une hernie : le kyste est refoulable, mais non réductible ; cependant parfois on peut avoir l'illusion d'une réduction, soit qu'il y ait une poche propéritonéale ou une communication avec le sac herniaire. Les autres signes de la tumeur herniaire seront alors d'un puissant secours pour aider au diagnostic. On a pu confondre un kyste avec une hernie étranglée ; cette erreur a surtout été commise à propos des kystes du canal de Nück chez la femme. Mais dans ces sortes de tumeurs kystiques, la constipation n'est pas complète, les vomissements fécaloïdes n'existent pas.

Enfin il peut y avoir coexistence de la hernie et du kyste, et le diagnostic devient plus difficile. Souvent l'une des deux tumeurs sera méconnue. L'incertitude du diagnostic est encore accrue quand il existe avec le kyste une hydrocèle et une hernie.

Nous avons signalé la présence d'épanchements sanguins dans la poche kystique et sa transformation crétacée. La ponction et la palpation pourront aider à poser un diagnostic précis dans ces cas, du reste peu fréquents.

Un kyste hématique péritonéo-vaginal pourra parfois offrir une certaine ressemblance avec une hématocèle traumatique du cordon. Mais, dans ce dernier cas, il s'agit d'un épanchement sanguin survenu à la suite d'un traumatisme et siégeant dans le tissu cellulaire. Les limites sont moins précises et de plus les commémoratifs et la trace d'un traumatisme détermineront la nature de la lésion.

Un kyste purulent ou simplement à marche aiguë, un

kyste rhumatismal, pour employer l'expression de Cenas, ne seront pas confondus avec une hernie étranglée ; nous avons vu les signes qui se rapportent à ces différentes affections.

Enfin la funiculite phlegmoneuse se reconnaîtra à ses symptômes spéciaux et bruyants. Un traumatisme, une blennorrhagie nous mettront sur la voie du diagnostic.

§ 3. — Signes cliniques des kystes du canal de Nück.

Les kystes du canal de Nück sont des tumeurs ovalaires parfois plus ou moins fusiformes et variant de la grosseur d'une cerise à celle d'un gros œuf. Ils peuvent siéger au niveau de l'anneau externe, sur le trajet du ligament rond, mais ils occupent également la partie supérieure de la grande lèvre.

La peau qui recouvre le kyste est normale et mobile. La fluctuation est parfois sentie ; mais parfois aussi la tumeur est tendue ; elle est dure et élastique.

Elle est irréductible ; cependant, dans certains cas, elle est refoulée en masse. Lorsque le canal de Nück présente une disposition analogue à celle du canal vagino-péritonéal dans l'hydrocèle congénitale, c'est-à-dire lorsque la cavité du kyste communique avec la cavité abdominale, la tumeur est susceptible de réduction.

La percussion révèle une tumeur mate dans toute son étendue. Cette tumeur ne donne jamais de gargouillement, même dans le cas où elle peut être réduite. La transparence est difficile à constater. On ne sent pas d'impulsion à la toux.

La ponction montre un liquide citrin ; cependant on peut retirer parfois un liquide analogue à celui de l'hydrohématocèle.

Les signes fonctionnels sont peu importants, comme du reste ceux des kystes du canal vagino-péritonéal. Nous répéterons ce que nous avons déjà dit au sujet de ces derniers : on observe parfois quelques douleurs ; des signes d'étranglement ont pu faire croire à une hernie.

On ne confondra pas ces kystes avec ceux de la grande lèvre (partie inférieure de la grande lèvre, glande vulvo-vaginale), ni avec une hernie, réductible avec gargouillement, ni avec les veines variqueuses de la grande lèvre. On ne les confondra pas davantage avec un lipome, un kyste dermoïde de la peau, un fibro-myome du ligament rond, ou un sarcome ; cette dernière affection est du reste très rare dans cette région.

CHAPITRE VI

Traitement des kystes du canal vagino-péritonéal.

Avant de décrire le traitement qu'il convient d'appliquer aux kystes du canal vagino-péritonéal, nous rapporterons quelques observations, où la ponction, suivie ou non d'injection d'alcool, n'a donné aucun résultat.

§ 1. — Observations où la ponction, suivie ou non d'injection d'alcool, n'a donné aucun résultat.

OBSERVATION 50 (fig. 53).

Hernie inguinale gauche. — Kyste du canal vagino-péritonéal ponctionné sans succès. — Cure radicale ultérieure. — Guérison.

F... Charles, 5 ans.

La mère a eu une hernie et un oncle paternel un kyste du cordon.

L'enfant, né à terme et élevé au biberon, n'a pas eu de maladie.

18 mois avant son entrée à l'hôpital, un médecin, appelé pour un kyste du cordon dont cet enfant était atteint, ponctionna le kyste et en retira un verre à liqueur de liquide.

Graduellement la tumeur se reproduisit.

Quand l'enfant entra à l'hôpital Trousseau, le 7 septembre 1896, on constata le kyste du cordon, à gauche, immédiatement au-dessus du testicule ; la tumeur était sphérique, grosse comme une noix, tendue, rénitente, non douloureuse, irréductible. Au-dessus du kyste, existait une pointe de hernie, avec anneau inguinal largement dilaté.

Opération le 9 septembre. On pratiqua l'extirpation.

Le 16, réunion par première intention.

Le 18 *octobre*, il existait encore un léger suintement superficiel ; l'enfant sort et doit venir se faire panser.

Revu le 31 juillet 1897 ; bon résultat.

Ainsi que le représente la figure 53, nous voyons un kyste du cordon *b* de la grosseur d'une petite noix, ayant environ 4 centimètres de hauteur sur 2 de largeur.

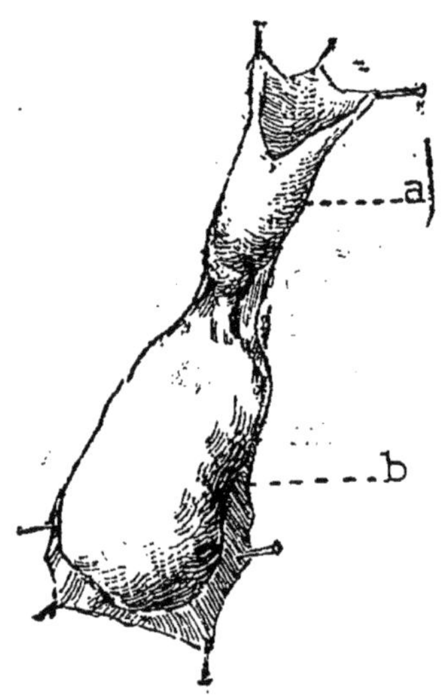

FIGURE 53 (Obs. 50).
a. Sac herniaire. — *b*. Kyste.

Au-dessus du kyste est figuré un sac herniaire *a* très bien délimité, qui, ainsi que le note l'observation, contenait une pointe de hernie.

Le kyste est relié au sac herniaire par une partie rétrécie formant collet.

On doit remarquer qu'il n'existe aucune communication entre le kyste et le sac herniaire, qui en est très rapproché et lui est pour ainsi dire accolé par son extrémité inférieure. Le sac herniaire est moitié moins volumineux que le kyste qui lui est sous-jacent.

Observation 51 (fig. 54).

Pointe de hernie ; au-dessous, kyste ponctionné sans succès. — Cure radicale ultérieure. — Guérison (côté droit).

B... Emile, 4 ans.

Pas d'antécédent herniaire dans la famille.

A l'âge de 2 ans, l'enfant a été atteint d'une gastro-entérite. Il a eu

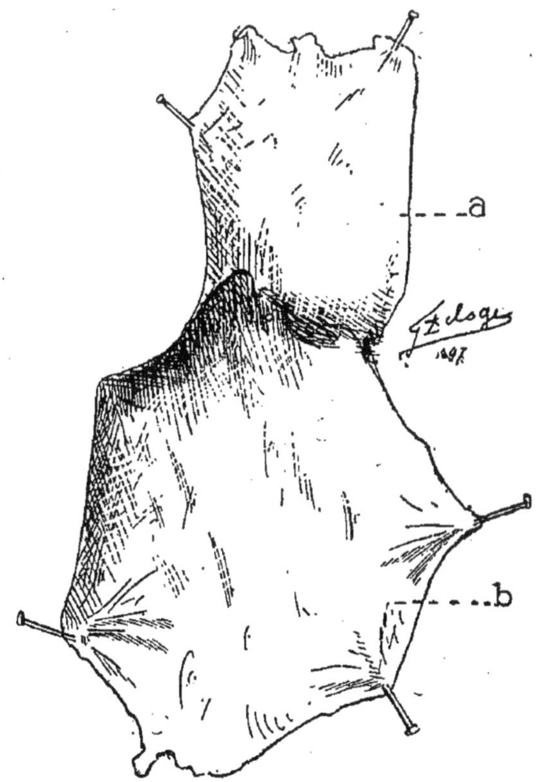

Figure 54 (Obs. 51).

a. Sac herniaire. — *b*. Kyste.

des bronchites fréquentes. Il y a un mois, le médecin qui le soignait a découvert une petite grosseur du côté droit et aurait pratiqué deux ponctions, paraît-il.

L'enfant est entré à Trousseau le 28 juin 1894. On diagnostiqua une hydrocèle enkystée du cordon, à droite, avec une pointe de hernie au-dessus mais peu volumineuse. Testicule normal ; pas de phimosis.

3 *juillet.* — *Opération.* Cure radicale.

23. — L'enfant sort guéri.

Revu le 31 juillet 1897 ; excellent résultat, testicule et cordon de grosseur normale.

La pièce est représentée figure 54. On voit le sac herniaire *a* et le kyste du cordon *b* dont les parois sont étalées.

Observation 52.

Kyste du canal vagino-péritonéal. — Quatre ponctions suivies d'injection d'alcool; récidive. — Guérison par la cure radicale.

C... Ernest, 5 ans. Entré le 11 novembre 1892, salle Denonvilliers hôpital Trousseau.

Père et mère journaliers, bien portants. Pas d'hydrocèle dans l famille. L'enfant a toujours été bien portant.

Début il y a un an, alors que l'enfant était encore en nourrice Conduit dès lors à Trousseau, il a subi quatre ponctions suivies d'in jection d'alcool. De plus un médecin lui avait prescrit le port d'un suspensoir.

A son entrée, on constate l'existence d'une tumeur du scrotum allongée, allant de l'anneau inguinal au testicule. Cette tumeur, du volume d'un petit œuf, siège à gauche.

Pas de douleur à la pression. Mais la tumeur est fluctuante et trans parente. Elle n'est pas nettement limitée au niveau de l'anneau inguinal, mais le liquide n'est pas refoulé par la pression dans l'abdomen Par la pression le volume de la tumeur ne varie pas ; il ne varie pa davantage par le repos au lit.

Le testicule, facile à sentir, occupe la partie inférieure de la tumeur et en est indépendant. Pas de hernie concomitante.

Opération le 13 novembre 1892. — Chloroforme. M. Broca incise les enveloppes et ouvre la poche qui monte jusqu'à l'anneau externe, mais ne s'y engage pas. Evacuation d'un liquide clair, jaune citrin.

L'hydrocèle est située sur le trajet du cordon et en est indépendante en arrière et en dehors.

Ablation de la poche kystique. On ne trouve pas de communication du conduit péritonéo-vaginal avec l'abdomen.

Réunion par première intention.

Pansement au collodion. Exeat le 20 novembre 1892. Guéri (1).

Observation 53.

Hydrocèle du cordon (ponctionnée plusieurs fois sans résultats) guérie par la cure radicale (Société anatomique, 1892, et th. de Cachau).

G... Lucien, 7 ans. Hôpital Trousseau, salle Denonvilliers, 45 *bis*.

Entre le 11 septembre 1891.

Antécédents héréditaires. — Inconnus.

Etat actuel. — Le malade entre à l'hôpital Trousseau, pour une tumeur du scrotum, que l'on dit être une hydrocèle vaginale. Il a d'ailleurs été ponctionné plusieurs fois, mais sans résultat. Le liquide s'est toujours reformé et la tumeur a repris un volume très gros. A l'examen, on s'aperçoit qu'elle suit le trajet du cordon du côté gauche qui est situé au-dessus. C'est une tumeur rénitente, transparente.

Opération le 23 octobre 1891. — Incision le long du cordon du côté gauche. M. Broca incise couche par couche, dissèque la poche qu'il débarrasse de tout le tissu cellulaire et de toutes les veines.

Il extirpe cette poche. Points de suture. Pansement iodoformé.

Le lendemain de l'opération, 38° (rectale).

(1) Th. de Cachau.

28 *octobre*. — Deuxième pansement. On enlève les points de suture. La réunion de la plaie est presque complète.

2 *novembre*. — La plaie est complètement réunie. On laisse le malade sans pansement.

Exeat, 5 *novembre*.

§ 2. — Traitement.

Nous avons vu que, dans les premiers jours qui suivent la naissance, le kyste du canal vagino-péritonéal peut disparaître spontanément. Plus tard on pourra être appelé à intervenir.

On a proposé les différents moyens déjà employés pour l'hydrocèle simple ou congénitale : les compresses imbibées d'une solution de chlorhydrate d'ammoniaque, la ponction simple ou suivie d'une injection irritante d'alcool, ou de teinture d'iode. La ponction a été précédée ou non de l'anesthésie de la vaginale avec la cocaïne à 2 0/0.

Les injections d'alcool ont rendu quelques services ; chez les tout petits enfants, c'est la méthode à employer ; plus tard, elle est souvent suivie de récidive.

Mais, ainsi que pour l'hydrocèle, ce sont là des moyens infidèles. Votre malade reviendra souvent avec une récidive ; les observations, que nous avons consignées pages 127 et suivantes, en sont des exemples.

De plus, un liquide franchement irritant peut devenir dangereux. Si l'on se reporte à ce que nous avons dit de l'anatomie pathologique de ces kystes, on verra les nombreux diverticules qu'ils présentent. Ils peuvent communiquer avec un sac herniaire ignoré, ou présenter une poche propéritonéale. Dans ces cas-là, une injection irritante agira à l'aveugle et déterminera parfois des symptômes péritonéaux sérieux.

On est ainsi amené à préférer souvent la méthode sanglante, qui, dans certains cas du reste, peut être seule employée.

Cette méthode n'a donné que des succès à M. Broca, dont nous rapportons la statistique intégrale.

Nous ne parlerons pas du bandage, qui non seulement est inutile, puisque la contention de la hernie est empêchée par le kyste, mais encore a l'inconvénient d'irriter le kyste lui-même, par les frottements continuels de l'appareil.

L'incision simple et le lavage de la cavité ont été recommandés dans certains cas. La castration est une méthode d'exception ; elle ne serait excusable que dans le cas d'absolue nécessité, par suite d'adhérence ou pour tout autre motif rendant impossible la cure radicale simple.

Voici la méthode de choix :

Incision de trois ou quatre centimètres au niveau de l'anneau externe, comme pour une cure radicale de hernie. Section de l'aponévrose. On passe l'index au-dessous du cordon, on l'attire par cette ouverture relativement petite. Le kyste vient sous la main du chirurgien, et par une pression sur le scrotum, entre le pouce et l'index gauches, on l'énuclée dans la plaie. On incise le crémaster, puis la fibreuse commune, et sous cette dernière on énuclée alors le kyste avec les doigts, sans le rompre ; la plupart du temps on l' « épluche » à la façon d'un sac herniaire. On le sépare, s'il lui adhère, de la vaginale. Le sac herniaire sus-jacent est traité comme dans une cure radicale de hernie. On termine par la suture du trajet inguinal et par celle de la peau. On applique un pansement occlusif.

Mais parfois les choses ne se passent pas aussi simplement.

Nous avons vu, figures 21, 22 et suivantes, pages 43 et suivantes, des sacs herniaires descendant soit en avant ou en arrière, soit sur le côté d'un kyste du canal vagino-péritonéal. Le chirurgien ouvrira parfois le kyste croyant avoir affaire au sac herniaire, et inversement sectionnera les parois du sac herniaire croyant avoir sous les doigts le kyste. Il ne doit donc pas perdre de vue que le sac herniaire n'est pas toujours à sa position habituelle, c'est-à-dire au-dessus du kyste.

« On pourrait également avoir, en opérant, quelques hésitations si on tombait sur un sac séreux parallèle au sac herniaire et situé devant ou derrière lui, virtuel ou réel, c'est-à-dire vide ou plein. » Une observation de Ragot (thèse de Paris, 1887), nous montre un bel exemple de cette disposition : « on vit flotter une membrane que l'on enleva, croyant faire l'énucléation du kyste ; mais c'était le sac que l'on venait d'inciser, une anse intestinale sortit ».

CHAPITRE VII

Suite des observations.

Dans la première partie de cet ouvrage, nous avons présenté par groupes un certain nombre d'observations prises comme types et destinées à faire ressortir les différents caractères des kystes du canal vagino-péritonéal, au point de vue de l'étiologie, de la pathogénie et de la symptomatologie.

Dans la seconde partie, nous consignerons la suite des observations que nous avons pu recueillir et qui serviront de documents à l'appui de la description des kystes du canal vagino-péritonéal, telle que nous l'avons donnée.

Observation 54 (fig. 55).

Hernie inguinale gauche. — Cure radicale. — Résection de l'épiploon et extirpation d'un kyste communiquant avec le sac herniaire (côté gauche). — Cure radicale. — Guérison.

C... Lucien, 11 ans 1/2.

Ni kyste, ni hydrocèle, ni hernie dans la famille.

Le père, alcoolique, s'est empoisonné à 42 ans ; la mère a des bronchites fréquentes. 3 enfants : 1° une fillette, l'aînée, mort-née à terme, 2° un garçon mort tuberculeux à l'âge de 8 mois et 3° l'enfant dont il s'agit.

Le jeune C... Lucien a fait une chute dans un escalier il y a six ans; c'est de cette époque que date l'apparition d'une grosseur dans la région inguinale gauche. On lui fit porter un bandage qu'il ne garda que huit jours.

Il éprouve par intervalle des douleurs abdominales intenses et des crises épileptiformes.

Il a été soigné à Trousseau, il y a 3 mois, pour une bronchite. La toux a persisté et la hernie descend très fréquemment.

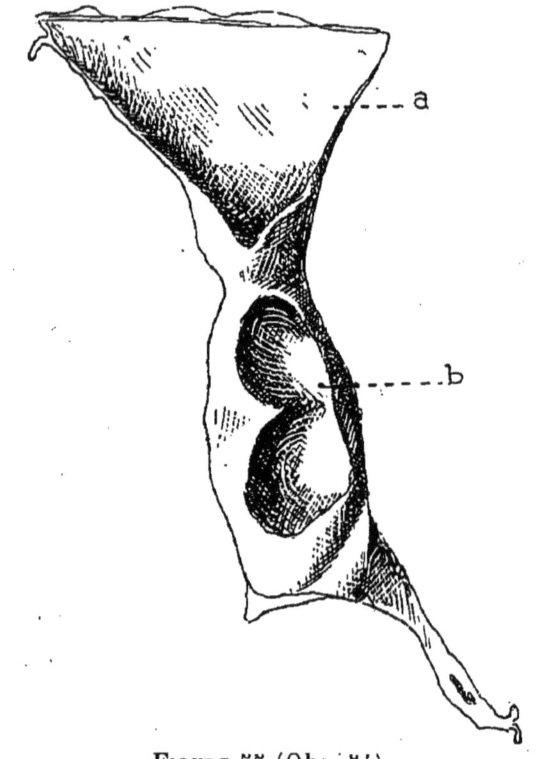

FIGURE 55 (Obs. 54).

a. Sac herniaire. — *b*. Kyste communiquant avec le sac herniaire situé au-dessus.

On le ramena à l'hôpital Trousseau le 22 avril 1895.

25 *avril*. — Cure radicale. Résection de l'épiploon et extirpation d'un kyste communiquant avec le sac herniaire.

12 *mai*. — L'enfant sort guéri ; cicatrice linéaire ; la toux ne provoque aucun prolapsus par l'anneau oblitéré.

Sur la figure 55, les parois du sac herniaire *a* sont étalées ; le kyste *b* communique avec le sac herniaire.

Extérieurement, le kyste est séparé du sac herniaire par une portion rétrécie, en forme de collet, dont les parois sont épaissies et indurées.

Observation 55 (fig. 56).

Extirpation d'un kyste du canal vagino-péritonéal et d'un sac herniaire au-dessus. — Cure radicale. — Guérison.

A... Georges, 14 ans.

Le père a une hernie inguinale double, datant d'une vingtaine d'années et qui est apparue accidentellement à la suite d'un effort pour descendre un piano ; il porte un bandage en cuir.

Il a eu la fièvre typhoïde en 1870.

La mère, bien portante, a fait 2 fausses couches et a eu 8 enfants, dont 5 sont morts en bas âge et 3 sont vivants et en bonne santé.

L'enfant, admis à l'hôpital Trousseau, le 27 mai 1895, a eu la rougeole à 4 ans. A cette époque, on a remarqué qu'il portait une hernie. La tumeur était déjà dans les bourses et avait le volume d'une orange. Peut-être a-t-il existé une hydrocèle contemporaine, à en juger par le récit de la mère. On a prescrit un bandage, quand l'enfant avait 6 ans. Ce bandage, porté le jour seulement, n'a été conservé que pendant un an.

Le 25 mai, à la suite de douleurs qui empêchaient l'enfant de marcher, celui-ci fut amené à Trousseau pour être opéré. Il n'avait ni coliques, ni nausées, ni vomissements. L'anneau inguinal était dilaté et le choc herniaire nettement perçu. Les testicules étaient dans les bourses.

28 *mai*. — Cure radicale. Extirpation d'un kyste du canal vagino-péritonéal et d'un sac herniaire situé au-dessus.

16 *juin*. — L'enfant sort guéri ; il reviendra le 20.

Revu le 31 juillet 1897. Bon résultat, testicule et cordon de grosseur normale.

La figure 56 représente en *a* le sac herniaire volumi-

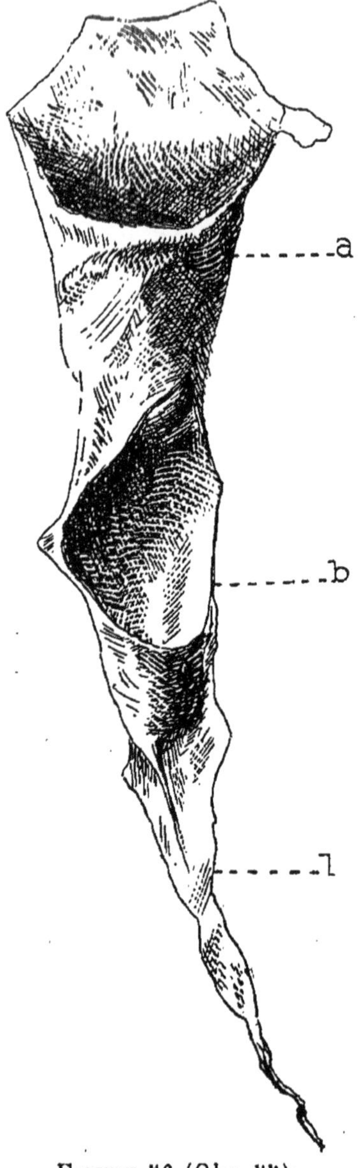

FIGURE 56 (Obs. 55).
a. Sac herniaire. — *b.* Kyste. — *l.* Ligament de Cloquet.

neux qui contenait l'intestin et en *b* le kyste du cordon.

Observation 56 (fig. 57).

Kyste du canal vagino-péritonéal avec hernie inguinale.

L... Nestor, 12 ans, entré le 14 novembre 1895 ; cure radicale le 16 novembre (kyste vide). Exeat guéri le 1er décembre.

La pièce, figure 57, nous montre en *a* le sac herniaire,

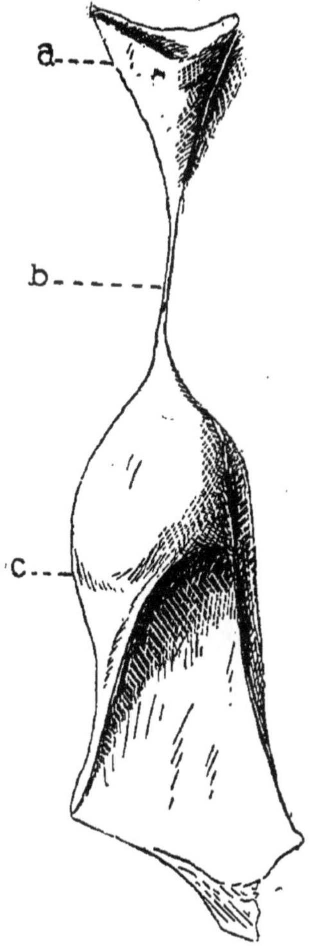

Figure 57 (Obs. 56).
a. Sac herniaire séparé du kyste *c* par le ligament de Cloquet *b*.

en *b* le ligament de Cloquet, très mince, et en *c* le kyste du cordon haut de 4 centimètres.

Le sac herniaire, ici bien séparé du kyste, lui est relié par le ligament de Cloquet.

OBSERVATION 57 (Obs. 58).

Kyste du canal vagino-péritonéal surmonté d'un sac herniaire.

B... Camille, 4 ans ; entré le 12 septembre 1893 ; sorti le 14 octobre (obs. publiée par Cachau).

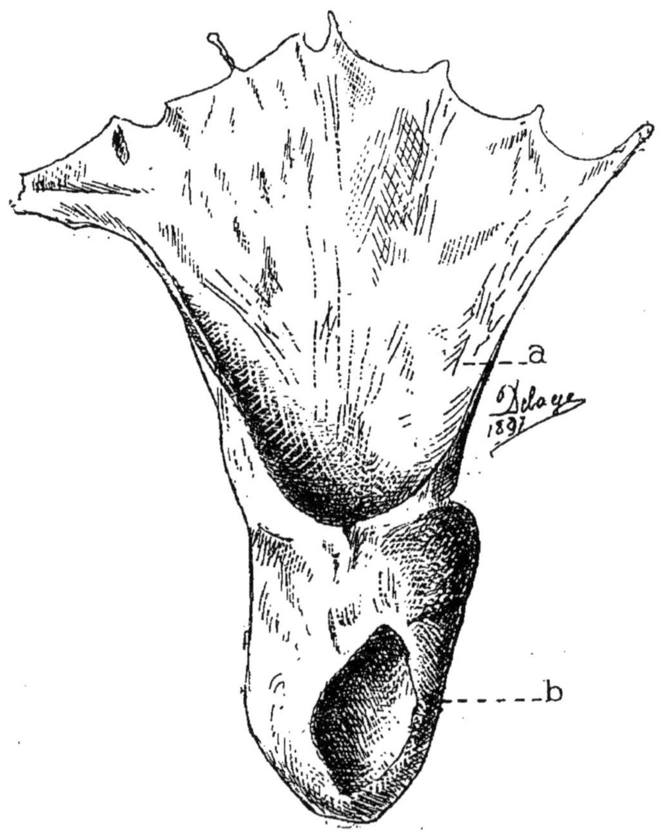

FIGURE 58 (Obs. 57).
a. Sac herniaire. — *b.* Kyste.

La figure 58 représente un volumineux sac herniaire *a*,

séparé, par une cloison transversale, du kyste du cordon *b*.

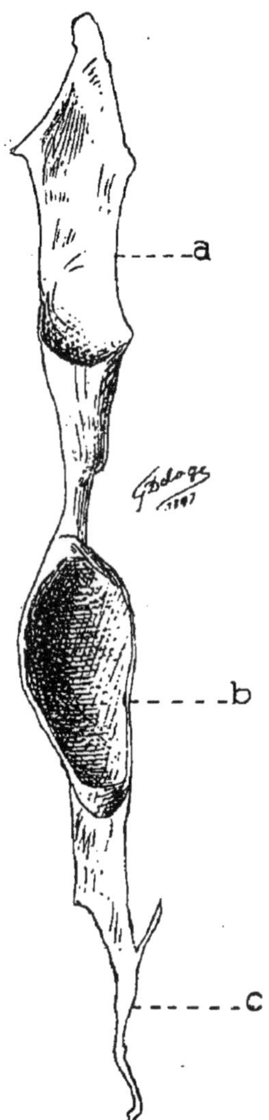

FIGURE 59 (Obs. 58).

a. Sac herniaire. — *b*. Kyste. — *c*. Ligament de Cloquet.

Le kyste du cordon, complètement sessile, est adhérent sur une large surface à la base du sac herniaire, qu'il semble prolonger.

Observation 58 (fig. 59).

Hernie inguinale ; cure radicale ; extirpation du sac herniaire et d'un kyste situé au-dessous (côté gauche).

F... Alfred, 9 ans.

Pas de hernie connue dans la famille.

Le père a eu la fièvre typhoïde peu de temps après son mariage.

La mère, devenue rachitique étant encore très jeune, a eu des grossesses très difficiles ; sa première grossesse se termina par une fausse couche et sa seconde par un accouchement à 7 mois ; l'enfant est mort au bout de 3 jours.

Quant à l'enfant, dont il est question ici, il est né à terme et a été élevé en nourrice au biberon ; il a eu la rougeole à 2 ans et est rachitique.

Il a une sœur âgée de 7 ans, qui est aussi rachitique.

Quand il est entré à l'hôpital Trousseau, le 13 mai 1895, il y avait huit jours seulement que ses parents avaient remarqué qu'il portait une grosseur dans la région inguinale gauche ; il éprouvait assez fréquemment des douleurs abdominales, mais sans coliques violentes ; on lui fit appliquer un bandage.

18 *mai*, cure radicale.

Exeat guéri le 13 *mai* 1895.

On trouva une hernie inguinale au-dessus d'un kyste du cordon, qui se terminait par un ligament de Cloquet, comme le représente la figure 59, où l'on voit en *a* le sac herniaire, en *b* le kyste du cordon et en *c* le ligament de Cloquet situé au-dessous du kyste.

OBSERVATION 59 (fig. 60).

Pièce provenant d'un malade dont l'observation n'a pu être retrouvée.

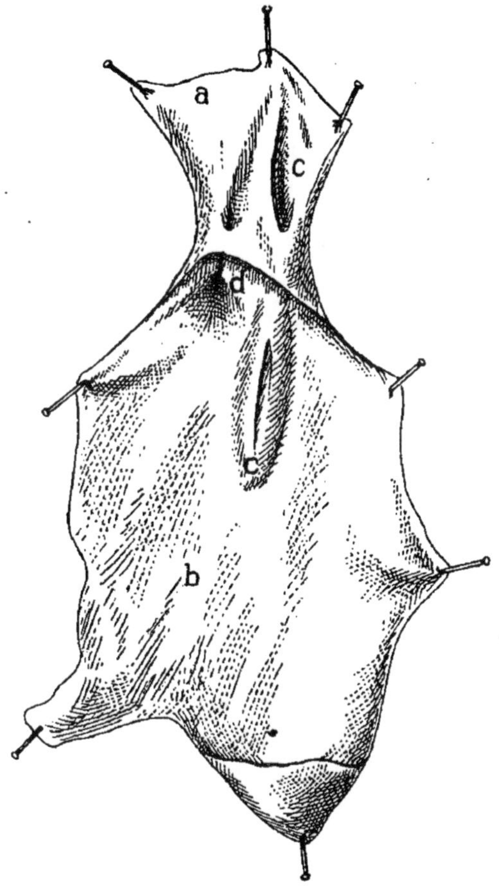

FIGURE 60 (Obs. 59).

a. Sac herniaire. — *b*. Volumineux kyste. — *d*. Orifice de communication entre le sac herniaire *a* et le kyste *b*. — *c c*. Second kyste, oblong, développé dans un dédoublement de la paroi ; son extrémité supérieure s'ouvre dans le sac herniaire *a*. Son extrémité inférieure descend en dédoublant la paroi du kyste *b*.

Observation 60 (fig. 61).

Hernie inguinale. — Accidents d'étranglement. — Kyste en avant et au-dessous du sac herniaire.

H... Paul, 9 ans.

Antécédents héréditaires et personnels nuls.

Chez cet enfant, la tumeur est apparue brusquement et sans cause

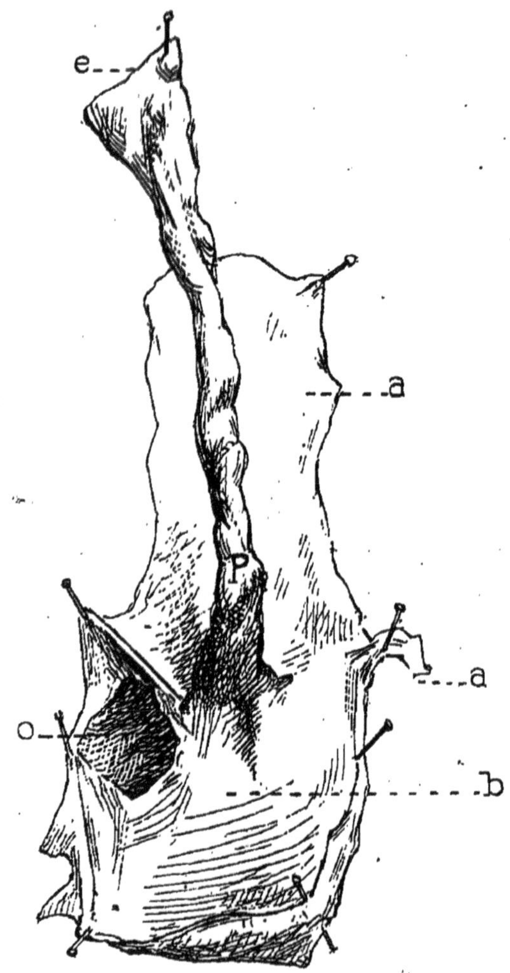

Figure 61 (Obs. 60).

a a. Sac herniaire au-dessus et en arrière du kyste *b* dont on voit l'intérieur par l'orifice *o.* — *ep.* Epiploon adhérent à l'intérieur du sac herniaire.

connue, il y a trois jours ; on observe de la rougeur et de la douleur. Constipation, mais pas absolue.

Le jeune H... Paul est entré à l'hôpital Trousseau le 4 septembre 1896.

On pratique la cure radicale le 5 septembre. Exeat guéri le 11 octobre.

Après dissection de la pièce, représentée figure 61, on constate qu'il existe un kyste à parois épaisses, se terminant en bas, du côté de la vaginale, par un cul-de-sac en massue.

Ce kyste, qui s'amincit à mesure qu'on s'élève, est situé au-dessous et en avant du sac herniaire, qui ne communique pas avec lui.

Le long cordon reproduit en *e p* figure l'épiploon contenu dans le sac herniaire et adhérent au niveau du kyste.

En *a a* on voit les parois du sac herniaire étalées.

Observation 61 (fig. 62).

Hernie droite et kyste du canal vagino-péritonéal. — Cure radicale. — Guérison.

H... Alfred, 9 ans.

Le père a eu une hernie inguinale droite.

La tumeur dont l'enfant est atteint est connue depuis son bas âge. On ne lui a appliqué ni bandage ni suspensoir.

L'enfant est entré à l'hôpital Trousseau le 20 février 1895. La tumeur qu'il portait à droite se composait : 1° d'une hernie inguinale ; 2° d'un kyste du cordon irréductible. Les anneaux inguinaux n'étaient pas distendus ; les testicules étaient dans les bourses.

22 *février*. — Cure radicale. Extirpation d'un kyste du cordon et d'un sac herniaire en forme d'utricule très allongée remontant jusque dans l'abdomen.

2 *mars*. — Ablation des fils. Réunion par première intention.

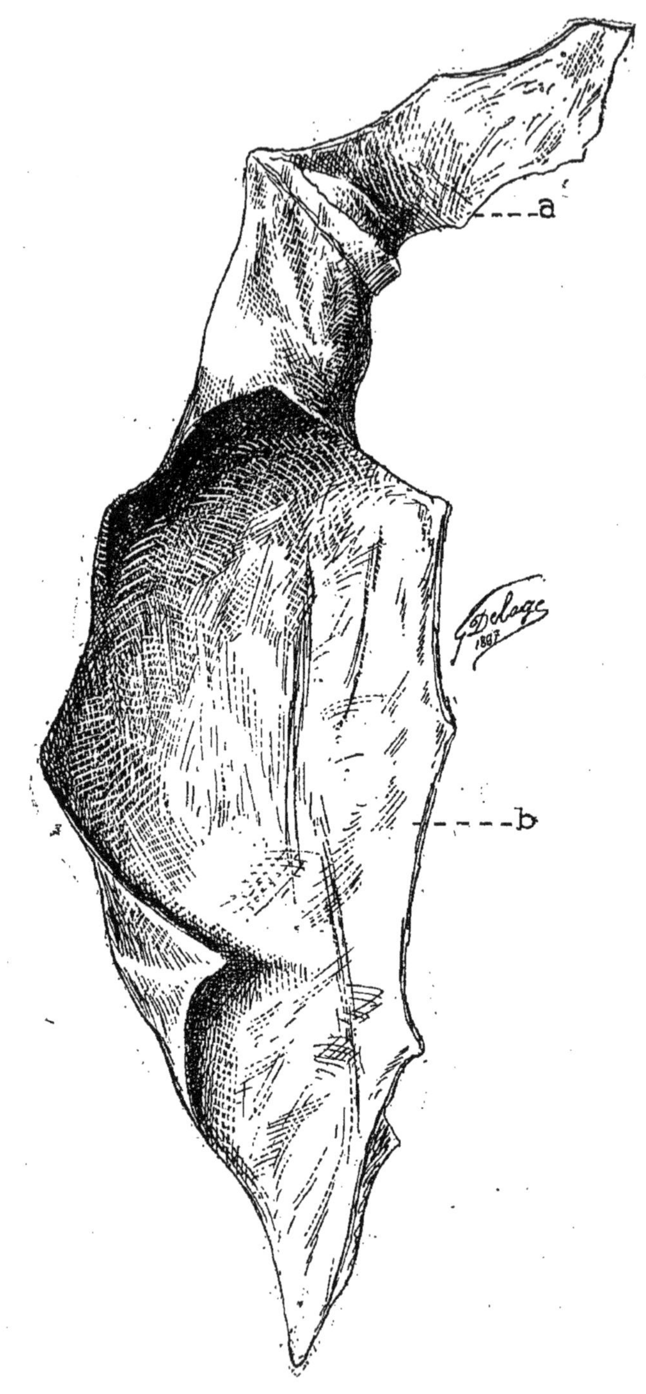

FIGURE 62 (Obs. 61).
a. Sac herniaire. — *b*. Kyste.

14. — La cicatrice est solide, sans impulsion quand l'enfant tousse. Le testicule et l'épididyme droits correspondants sont gros ; il y a un léger épanchement dans la vaginale. Exeat.

Sur la figure 62 on voit en *a* un petit sac herniaire ouvert, et en *b* un volumineux kyste du cordon.

Observation 62 (fig. 63).

Hernie inguinale gauche, et kyste du canal vagino-péritonéal — Cure radicale. — Guérison.

I... Georges, 11 ans.

Cet enfant est entré le 29 juillet 1895, à l'hôpital Trousseau, dans la salle Denonvilliers.

Il tousse chaque hiver ; quelquefois il a des incontinences d'urine la nuit ; sueurs nocturnes ; coliques fréquentes.

On ne s'est aperçu de la hernie, qui siège à gauche, que depuis trois mois.

31 *juillet*. —Cure radicale. Hernie funiculaire avec kyste au-dessous.

11 *août*. — Exeat guéri.

Sur la figure 63, nous voyons en *a* le sac herniaire ayant contenu l'intestin ; au-dessous, le cordon de Cloquet *b*, puis en *c* le kyste dont la paroi antérieure est ouverte.

Observation 63 (fig. 64).

Hernie inguinale gauche et kyste du canal vagino-péritonéal — Cure radicale. — Guérison.

L... Marcel, 14 mois.

Le grand-père maternel avait une hernie inguinale.

Le jeune L... Marcel est le seul de trois enfants qui soit atteint d'une hernie.

Né à 7 mois, élevé au sein, sevré à un an, il a eu la variole à 4 mois et la rougeole à 5 mois. La hernie n'a été connue qu'à la suite de cette

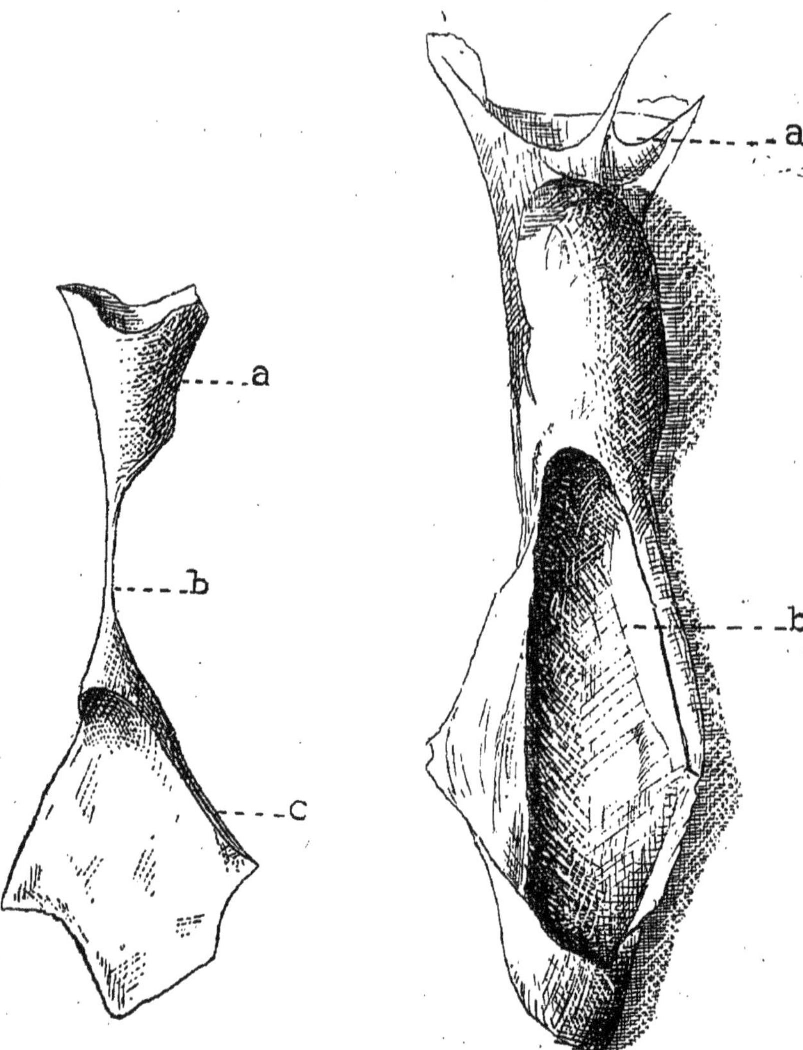

FIGURE 63 (Obs. 62).
a. Sac herniaire. — *b*. Cordon de Cloquet. — *c*. Kyste.

FIGURE 64 (Obs. 63).
a. Sac herniaire. — *b*. Kyste.

rougeole, mais devait exister auparavant, dit la mère ; aucun traitement.

Entré à l'hôpital Trousseau le 23 septembre 1895. On constata, du côté gauche, une hernie inguinale et un kyste du cordon arrivant au contact de la vaginale et remontant jusqu'à l'anneau externe.

23 *septembre*. — Cure radicale.

30. — Ablation des fils. Pansement iodoformé.

18 *octobre*. — Guérison. Sortie.

A l'examen de la pièce (fig. 64) on voit un sac herniaire *a* contenant de l'intestin. Immédiatement au-dessous de ce sac, existe un volumineux kyste *b*. Le sac herniaire et le kyste sont accolés, séparés seulement par une cloison mince et transparente. Cette cloison, qui a un centimètre et demi dans sa plus grande largeur, n'est pas transversalement tendue, mais obliquement dirigée de haut en bas et d'arrière en avant.

Observation 64 (fig. 65).

Kystes du canal vagino-péritonéal, cure radicale (côté droit). — Guérison.

L.... Georges, 21 mois.

Né de parents en bonne santé et nourri au sein, cet enfant n'a eu qu'un abcès dentaire qu'on a incisé trois mois avant son entrée à l'hôpital (cicatrice le long du bord inférieur du maxillaire du côté droit).

Il est entré à Trousseau, le 22 juillet 1895, pour une grosseur, que ses parents avaient remarquée dans les bourses 3 mois auparavant, et pour laquelle il n'avait pas porté de bandage.

On constate, du côté droit, une petite tumeur du volume d'une noix, molle et non réductible ; l'orifice externe de l'anneau inguinal est distendu et le testicule en position inférieure, ne fait pas corps avec la tumeur. — Le testicule gauche est normal et situé en haut et en dedans.

24 *juillet*. — Cure radicale. On enlève un kyste du cordon.

10 *août.* — Cicatrisation de la plaie. Exeat.

Revu le 16 juin 1897 ; bon résultat ; testicule et cordon de grosseur normale.

Nous ne voyons pas de sac herniaire sur la pièce (fig. 65). Nous avons seulement un kyste oblong *b*, ayant une longueur de 8 ou 9 centimètres. La dissection a probablement

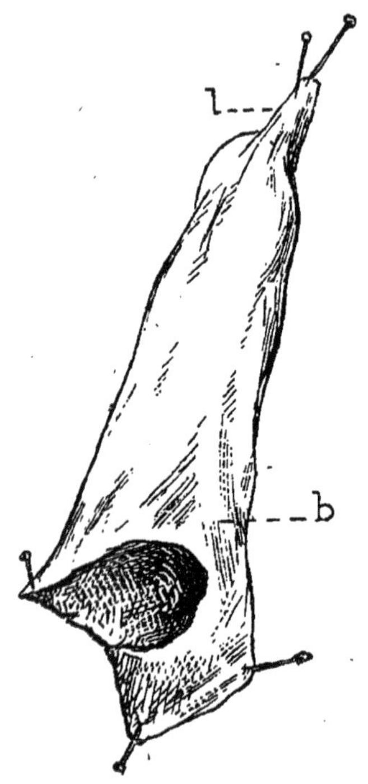

Figure 65 (Obs. 64).

l. Ligament de Cloquet qui devait réunir le kyste au sac herniaire qui n'a pas été recueilli ici. — *b*. Kyste.

été un peu rapide ; car le sac herniaire n'a pas été recueilli avec la pièce que nous avons ici. On voit cependant en *l* un vestige du ligament de Cloquet qui devait réunir le kyste au sac herniaire.

Observation 65 (fig. 66).

Hernie inguinale droite et kyste du canal vagino-péritonéal. — Cure radicale. — Guérison.

M... Gaston, 20 mois.

Son grand-père paternel a eu une hernie. Ses parents sont bien portants.

Né à terme, élevé au sein, marchant depuis un mois seulement, le jeune Gaston M... est très délicat ; il a été soigné à l'Hôpital des Enfants-Malades, un an avant son entrée à Trousseau ; il a eu la coqueluche il y a 6 mois.

On s'est aperçu, depuis trois mois, qu'il avait une hernie ; l'enfant, ayant beaucoup ri, éprouva de la douleur dans la région inguinale ; on remarqua la tumeur et on lui fit porter un bandage, le jour seulement.

Il fut amené à l'hôpital Trousseau le 1er avril 1896.

Voici les résultats de l'examen :

A gauche, le testicule était au fond des bourses, l'orifice inguinal élargi ; aucune impulsion.

A droite, le testicule occupait sa situation normale; dans les bourses on sentait une masse ovoïde, fluctuante, non réductible, ne communiquant pas avec la vaginale et descendant au contact du testicule. L'orifice inguinal était considérablement dilaté. Impulsion.

14 *avril*. — Cure radicale ; on trouva un kyste du cordon et une hernie.

30. — Guérison complète. Pas d'hématome, ni d'induration sur le trajet opératoire.

Sur la figure 66, le kyste *b* est représenté ouvert à sa partie médiane ; il a la grosseur d'une amande et est situé au-dessous d'un sac herniaire très apparent *a*.

Le sac, bien que très rapproché du kyste, ne présente pas une large surface d'implantation sur ce dernier ; il n'est pas *sessile* en un mot ; il est relié au kyste par un pédicule très étroit bien qu'extrêmement court.

Le ligament de Cloquet *l* n'a pas plus de 2 millimètres ; il est cependant apparent.

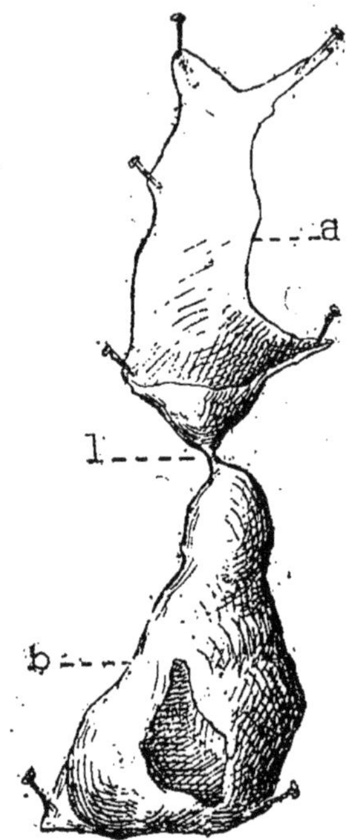

FIGURE 66 (Obs. 65).

a. Sac herniaire. — *l*. Ligament de Cloquet très court. — *b*. Kyste.

Les deux pôles opposés du sac herniaire et du kyste se trouvent très accusés ; ils ne sont pas séparés par une simple cloison comme cela existe ordinairement quand ils sont aussi peu distants l'un de l'autre.

Observation 66 (fig. 67).

Kyste du canal vagino-péritonéal; le kyste paraissait à la palpation faire corps avec le testicule (côté droit). — Cure radicale. — Guérison.

P... Georges, 3 ans.

Son grand-père maternel a eu une hernie à l'âge de 52 ans.

L'enfant avait 2 ans 1/2 lorsque sa mère s'aperçut qu'il avait une grosseur au niveau des bourses.

Actuellement, on trouve, du côté droit, une tumeur du volume d'une noix, paraissant faire corps avec le testicule qui se trouve à la partie inférieure des bourses. Cette tumeur, molle, fluctuante, paraît se continuer dans l'anneau inguinal. — Du côté gauche, le testicule est normal.

Cure radicale, le 11 juillet 1895. On constate un kyste du cordon.

18 *juillet*. — Ablation des fils. Pansement iodoformé.

27. — Cicatrisation de la plaie. L'enfant, guéri, sort de l'hôpital.

La pièce (figure 53) nous montre un volumineux kyste du cordon dont les parois sont représentées en partie étalées.

Observation 67 (fig. 68).

Pointe de hernie à droite; au-dessous, kyste du canal vagino-péritonéal. — Cure radicale. — Guérison.

P... Achille, 6 ans.

Le père avait une hernie inguinale droite, qui a été opérée récemment.

L'enfant fut amené à l'hôpital Trousseau le 1er juin 1895. Le kyste, dont il était atteint, datait de quelques mois seulement, mais avait beaucoup augmenté de volume dans les dernières semaines.

On sentait, dans le canal inguinal droit, une tumeur molle, fluctuante, roulant sous le doigt, d'une longueur de 4 centimètres environ. Au-dessus, pointe de hernie.

12 *juin*. — Opération. Dissection et ablation du kyste. Pansement occlusif.

1er *juillet*. — Exeat. Guérison.

On voit sur la figure 68 le sac herniaire *a* relié au kyste

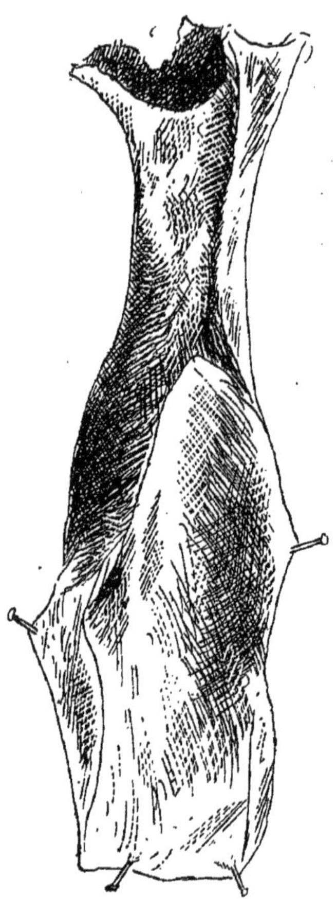

FIGURE 67 (Obs. 66).
Volumineux kyste.

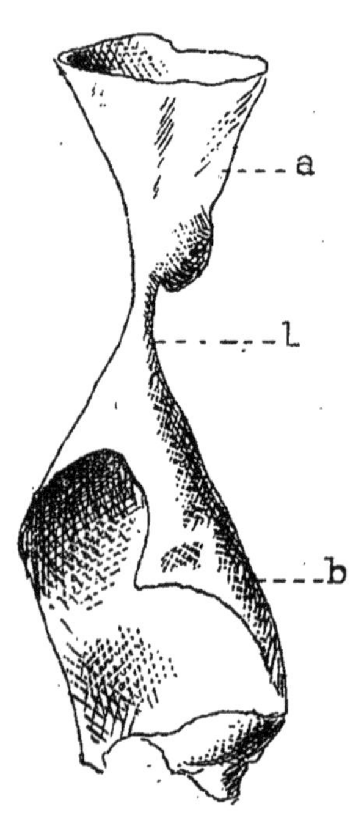

FIGURE 68 (Obs. 67).
a. Sac herniaire. — *b*. Kyste du canal vagino-péritonéal. — *l*. Court ligament de Cloquet.

du canal vagino-péritonéal *b* par un court pédicule, long de un centimètre (ligament de Cloquet *l*).

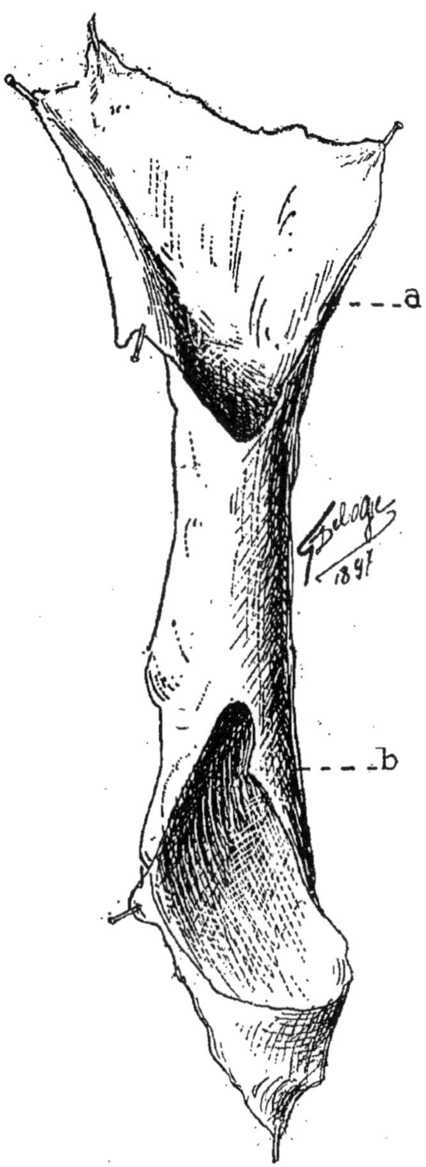

FIGURE 69 (Obs. 68).

a. Sac herniaire. — *b*. Kyste.

Observation 68 (fig. 69).

Hernie inguinale gauche et kyste du canal vagino-péritonéal. — Cure radicale. — Guérison.

R... Henri, 4 ans.

Antécédents héréditaires nuls.

Cet enfant a déjà été opéré, à l'hôpital Trousseau, d'une mastoïdite du côté droit. La cicatrice est à peine visible. Aucune douleur. Aucun écoulement d'oreille.

La tumeur que l'enfant porte dans la région inguinale gauche a été observée dès la naissance ; elle disparut pendant quelques semaines à la suite de l'application d'un bandage ; quand elle s'est reproduite, l'enfant ne put plus supporter le bandage.

Il rentra à l'hôpital Trousseau le 20 novembre 1894. La tumeur, qui du reste avait été constatée pendant son premier séjour à cet hôpital, était grosse comme un œuf de pigeon, molle, fluctuante et non réductible ; elle ballottait et semblait remonter vers l'anneau inguinal à l'inspiration ; elle n'était pas adhérente au testicule qui était sain et situé au fond des bourses.

Exeat guéri le 9 décembre 1894.

Le 3 novembre, cure radicale. On trouva une hernie inguinale gauche et un kyste du cordon, qui sont reproduits sur la figure 69, la hernie en *a*, et le kyste en *b*.

Revu le 16 juin 1897 ; belle cicatrice ; testicule et cordon de volume normal. Paroi faible quand l'enfant tousse.

Observation 69 (fig. 70).

Hernie inguinale. — Kyste du canal vagino-péritonéal. — Cure radicale.

T... René-Antoine, 4 ans.

La tumeur était connue depuis deux mois, quand l'enfant entra à l'hôpital Trousseau, le 20 février 1895 ; il avait porté irrégulièrement un suspensoir et un bandage herniaire.

Il n'a jamais eu ni nausées, ni vomissements, ni convulsions.

Il fut amené à Trousseau une première fois, mais l'opération fut ajournée.

A sa rentrée à l'hôpital, on constata qu'il portait un kyste transparent, du volume d'un œuf, et, au-dessus, une hernie grosse comme une amande. Les testicules étaient dans les bourses.

Pas d'antécédents herniaires héréditaires.

21 *février*. — On pratiqua l'extirpation.

28. — Ablation des fils, réunion par première intention.

10 *mars*. — Exeat ; cicatrisation achevée, sauf un point douteux.

Revu le 31 juillet 1897 ; excellent résultat. Testicule et cordon de grosseur normale.

La pièce (fig. 70) nous montre un sac herniaire *a*, dont l'extrémité inférieure est sur le prolongement de la partie supérieure du kyste *b*.

Sur les pièces fraîches, le sac herniaire conservé a une hauteur de 4 centimètres et une largeur de 2 centimètres environ.

Le kyste a 5 centimètres dans sa plus grande dimension.

Observation 70 (fig. 71).

Hernie inguinale droite ; au-dessous kyste du canal vagino-péritonéal. — Cure radicale. — Guérison.

V... Georges, 3 ans.

Antécédents héréditaires nuls.

L'enfant né à terme et nourri au sein est assez chétif ; il a eu la rougeole. Il y a 3 mois qu'on s'est aperçu qu'il portait, dans les bourses, du côté droit, une grosseur qui a augmenté progressivement.

Il est entré à Trousseau le 28 mai. L'examen permit de constater, au-dessus du testicule droit, le long du cordon induré, une tumeur fluctuante de la grosseur d'une noix, à grand axe vertical Au-dessus, en faisant tousser l'enfant, on percevait le choc d'une hernie qui se réduisait facilement.

30 *mai.* — Cure radicale. Exeat guéri le 16 juin.

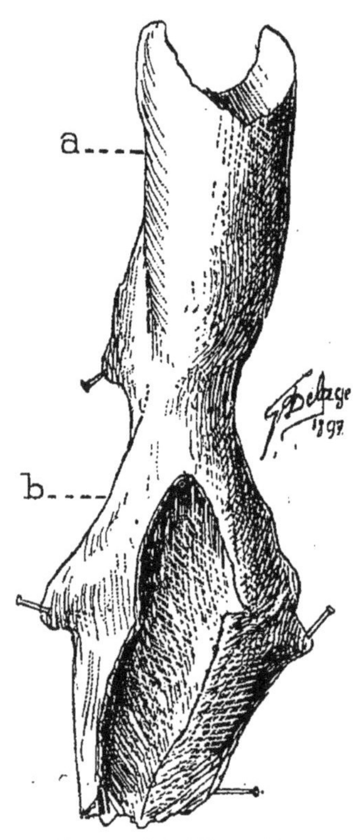

FIGURE 70 (Obs. 69).
a. Sac herniaire. — *b*. Kyste.

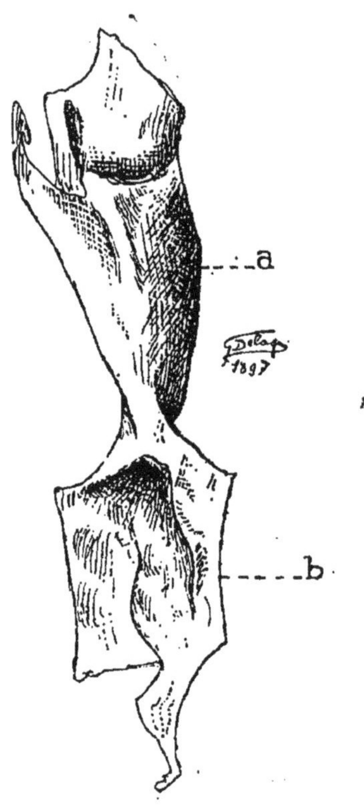

FIGURE 71 (Obs. 70).
a. Sac herniaire. — *b*. Kyste.

Nous voyons, figure 71, un sac herniaire *a* et un kyste du cordon *b*.

OBSERVATION 71 (fig. 72).

Sac herniaire ; au-dessous kyste du canal vagino-péritonéal (côté droit).

V... André, 3 ans.

Son grand-père a une hernie et porte un bandage ; ses parents sont en bonne santé.

L'enfant est entré à l'hôpital Trousseau le 17 avril 1894 ; huit jours auparavant la mère s'était aperçue qu'il avait une grosseur du côté droit.

L'examen permit de constater une tumeur nettement funiculaire, irréductible, du volume de deux noix, allongée en bissac et présentant un étranglement vers le tiers supérieur. Au-dessus de cette tumeur, l'anneau était largement ouvert.

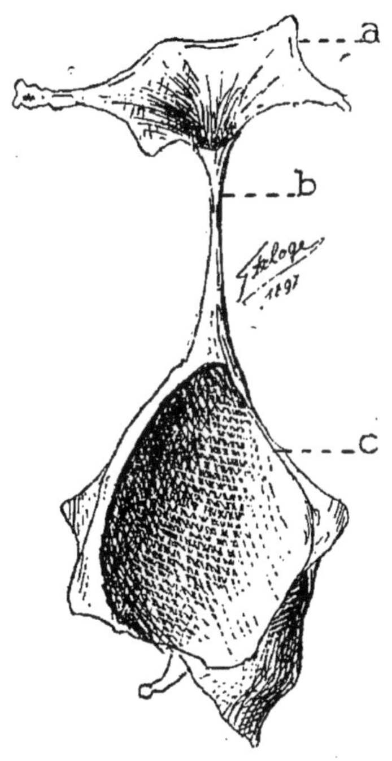

FIGURE 72 (Obs. 71).

a. Sac herniaire. — *b*. Ligament de Cloquet. — *c*. Kyste.

Opération le 18 avril. — On enleva par une dissection minutieuse et sans ouverture, une hydrocèle enkystée du cordon ; au-dessus, existait un sac herniaire.

Sur la demande des parents, l'enfant sortit le 20 mai, en pleine voie de guérison ; la plaie était cicatrisée, sauf un petit point de suppuration cutanée.

La figure 72 nous représente le sac herniaire *a* se reliant par un cordon mince qui est le ligament de Cloquet *b*, au kyste sous-jacent *c*.

Observation 72.

Hernie inguinale droite. — Kyste du canal vagino-péritonéal. — Cure radicale. — Guérison.

S... Fernand, 3 ans.

Hérédité nulle.

L'enfant avait deux mois, quand on s'aperçut de la tumeur qu'il portait dans la région inguinale droite. On lui fit porter un bandage en caoutchouc, qu'on remplaça, deux ans après, par un bandage en acier qui fut conservé pendant 8 mois, jusqu'à l'entrée de l'enfant, à Trousseau, le 30 mars 1894.

Une hernie inguinale funiculaire droite est alors constatée. Le canal inguinal de ce côté est largement ouvert ; les deux testicules sont dans les bourses ; le droit remonte facilement. Au repos la hernie rentre à peu près complètement ; mais quand l'enfant a marché, elle descend le long du cordon ; dans tous les cas, elle est facilement réductible. Phimosis.

2 *avril*, cure radicale. Extirpation d'un kyste du cordon, gros comme une noix, un peu allongé et compris entre le sac herniaire et la vaginale à laquelle il adhère lâchement. Le cordon est situé en arrière.

8. — Enlèvement des crins. Réunion par première intention.

15. — Opération du phimosis. Guérison.

Ultérieurement, il se produisit de la suppuration dans la cicatrice de la hernie ; une fistule persista pendant plusieurs mois. 14 *août* 1894, administration du chloroforme ; curettage ; ablation d'une soie. Guérison en huit jours.

31 *juillet* 1897, nous avons des renseignements sur notre jeune malade. La guérison s'est maintenue.

Observation 73 (fig. 73).

Sac herniaire. — Kyste du canal vagino-péritonéal (côté gauche). — Le diagnostic d'hydrocèle congénitale avait été porté antérieurement par le médecin consulté. — Cure radicale. — Guérison.

B... Louis, 2 ans et demi.

Le père a une hernie depuis 4 ans.

L'enfant était âgé de 14 mois, lorsque la mère remarqua que les bourses gonflées offraient une transparence anormale. Un médecin

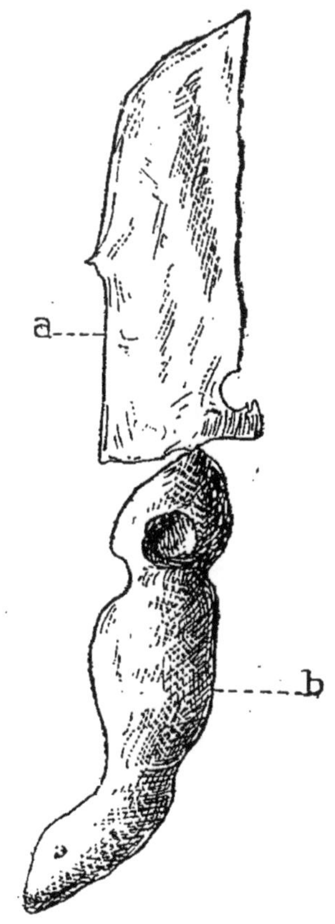

Figure 73 (Obs. 73).
a. Sac herniaire. — *b.* Kyste.

diagnostiqua une hydrocèle probablement congénitale et prescrivit une pommade (?). Après une application de deux mois, il se produisit une résorption.

Mais, il y a quinze jours, la mère s'aperçut d'une grosseur assez dure dans les bourses du côté gauche.

L'enfant entra à Trousseau, le 27 mai 1895. On trouva, du côté gauche, une masse dure, un peu fluctuante, grosse comme une noix et ne paraissant pas réductible ; en suivant le cordon, on constatait que l'induration persistait jusqu'à l'anneau inguinal ; aucune douleur à la pression.

29 *mai*. — Cure radicale ; on extirpe un kyste du canal vagino-péritonéal avec sac herniaire au-dessus.

16 *juin*. — Guérison. Exeat.

La figure 73 nous montre ce kyste *b* et le sac herniaire *a*, qui existe immédiatement au-dessus.

Observation 74 (fig. 74).

Hernie inguinale gauche ; au-dessous, kyste. — A droite, pointe de hernie. — Cure radicale, guérison.

R... Paul, 5 ans et demi.

L'enfant était âgé de deux mois, quand on remarqua une grosseur dans la région inguinale gauche ; on lui fit porter un bandage en caoutchouc, qu'il conserva le jour seulement pendant 18 mois, au bout desquels on retira le bandage. Dès lors la grosseur avait disparu et pendant 4 ans on n'observa plus rien. — Mais il y a une dizaine de jours, une nouvelle grosseur à gauche se manifesta et grossit rapidement.

En l'examinant, on trouva, à gauche, un kyste du cordon allongé, irréductible, d'un volume qui ne variait guère ; on croyait sentir une impulsion au-dessus.

En outre, du côté droit, le testicule était en ectopie et cependant semblait descendre parfois, l'anneau inguinal était distendu et on percevait une impulsion.

29 *octobre*, cure radicale à gauche. Cicatrisation complète au bout de huit jours.

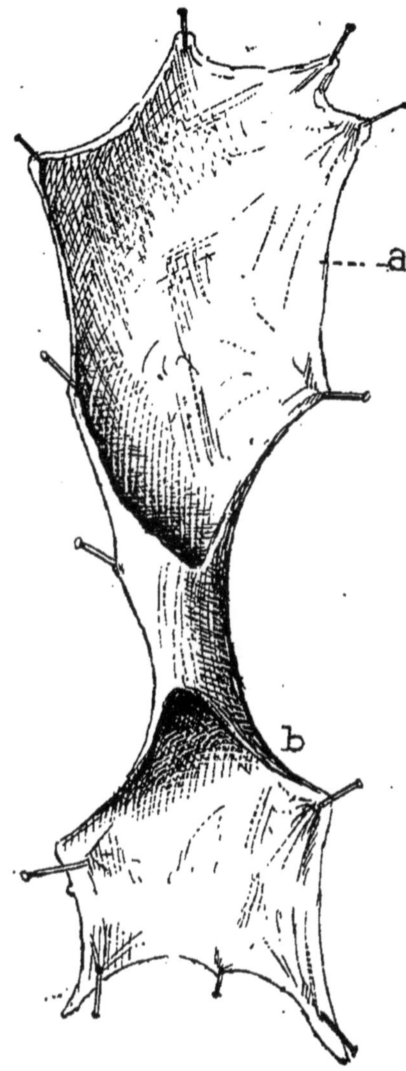

FIGURE 74 (Obs. 74).
a. Sac herniaire. — *b*. Kyste.

L'enfant a été revu le 1er décembre ; pas de récidive.

Revu le 31 juillet 1897 ; pas de récidive.

La figure 74 nous montre en *a* un sac contenant une hernie, et au-dessous, en *b*, un kyste du cordon.

Observation 75.

Hernie inguinale droite. — Kyste au-dessous. — Cure radicale, guérison.

C... Armand, 8 ans.

Pas de hernie dans sa famille.

La tumeur, que l'enfant porte dans les bourses, a été remarquée il y a deux ans ; elle est molle, indolente et ne se montre que dans la station debout.

L'enfant est entré à l'hôpital Trousseau, salle Denonvilliers, le 14 août 1895.

L'examen fit constater du côté droit et au-dessus du testicule : 1° une tumeur petite, arrondie et grosse comme une noisette ; 2° au-dessus de celle-ci, une autre tumeur du volume d'une noix, molle et réductible sans gargouillement; l'anneau inguinal droit était distendu.

15 *août*, cure radicale : ouverture de l'anneau ; enlèvement d'un sac herniaire, puis d'un kyste à paroi épaisse, contenu lui-même dans une poche formée par la fibreuse commune.

1er *septembre*, cicatrisation achevée. L'enfant sort guéri.

Observation 76.

Anneau inguinal droit largement ouvert. — Parois faibles à gauche. — Kyste. — Cure radicale. — Guérison.

B..... Alexandre, 7 ans.

Antécédents héréditaires nuls.

L'enfant est entré à Trousseau, salle Denonvilliers, le 8 juillet 1895 ; il y avait quatre jours qu'on s'était aperçu de la tumeur qu'il portait dans la région inguinale.

Les testicules étaient à leur place ; le droit était facilement mobile et remontait aisément. L'anneau inguinal droit laissait pénétrer la pulpe de l'index ; la paroi antérieure du canal inguinal se soulevait par la toux.

A gauche, dans le canal inguinal, on sentait une tumeur fluctuante,

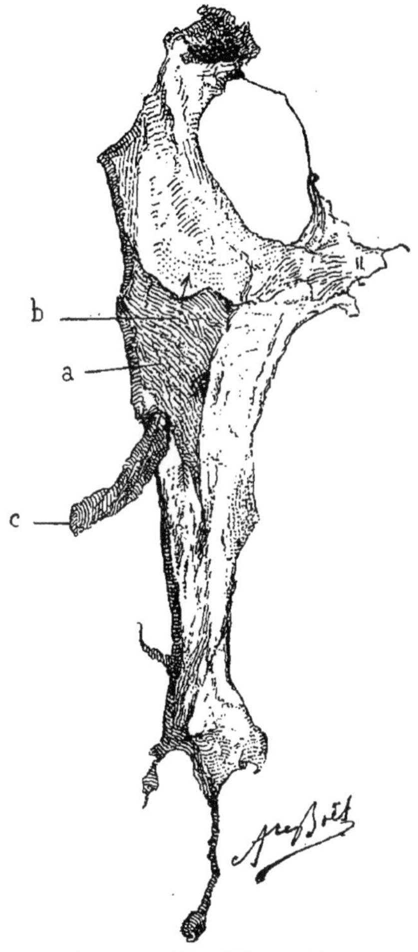

FIGURE 75 (Obs. 77).
Sac herniaire étalé.
a. Cloison verticale libre à ses deux extrémités divisant le sac en deux cavités qui communiquent très largement. — *b*. Flèche passant au-dessous de la cloison. — *c*. Extrémité d'épiploon adhérant au sac.

du volume d'une prune, et ovoïde à grosse extrémité inférieure. Cette tumeur, qui était un kyste, semblait manifestement indépendante du testicule en bas, et était pédiculée en haut.

13 *juillet.* — Extirpation de ce kyste.

27. — L'enfant sort guéri.

Revu le 31 juillet 1897. Excellent résultat. Testicule et cordon de même grosseur que du côté opposé.

OBSERVATION 77 (fig. 75).

Adhérence de l'épiploon à une cloison du canal péritonéo-vaginal, muni de valvules multiples.

C... Auguste, 6 ans, entré le 9 septembre 1893.

Grand-père maternel atteint d'une hernie.

La hernie de l'enfant a débuté il y a un an ; depuis le début elle a été traitée sans succès par un bandage. Actuellement, anneau large, hernie mollasse, mal réductible : épiplocèle probable.

Le 20 *septembre*, cure radicale. L'épiploon, non induré, adhère par sa pointe à une valvule avec orifice diaphragmatique, située à mi-chemin entre l'anneau externe et le testicule. Au-dessous de ce diaphragme est une cavité fusiforme qui communique par un pertuis avec la vaginale. Une valvule à l'anneau externe.

Le 28. — Ablation des fils, réunion complète.

Le 16 *octobre*, va en convalescence à La Roche.

OBSERVATION 78.

Hernie inguinale. — Kyste au-dessus. — Cure radicale.— Guérison.

C.... Maurice, 21 mois.

Entré à l'hôpital Trousseau, salle Denonvilliers, le 29 novembre 1894.

Il existait à gauche une tumeur scrotale flottante et réductible. Après réduction, on constatait qu'elle disparaissait dans le canal inguinal ; une pression de haut en bas la faisait redescendre. Elle avait le volume d'un œuf de pigeon.

30 *novembre.* — Cure radicale. Extirpation d'un kyste du canal vagino-péritonéal, au-dessus duquel se trouvait une hernie ; ce kyste adhérait intimement aux éléments du cordon.

16 *décembre*. — Réunion complète ; cicatrice linéaire. Le testicule occupe sa place normale. Exeat.

Observation 79.

Cure radicale pour une hernie inguinale droite. — L'enfant revu ultérieurement est trouvé porteur d'un kyste du cordon à gauche.

D..... Oscar, 2 ans.

Pas d'antécédent héréditaire connu ; l'enfant est entré à Trousseau, salle Denonvilliers, le 24 mai 1893.

Il est atteint d'une hernie inguinale droite sans ectopie testiculaire. L'anneau est large et la hernie rentre facilement.

Phimosis.

22 *mars*. — Cure radicale. Hernie testiculaire.

Le phimosis est opéré ultérieurement. Exeat le 24 mai.

Le 19 *octobre* 1893, l'enfant a été revu. Pas de récidive. Cicatrisation parfaite. Le testicule n'est pas tout à fait au fond des bourses, mais il est souple et normal. A gauche, un kyste du canal vagino-péritonéal allongé, assez volumineux, s'était produit ; il descendait au contact du testicule.

Observation 80.

Hernie inguinale. — Kyste au-dessous. — Cure radicale. — Guérison.

F.... Gabriel, 8 ans.

Pas de hernie connue dans la famille.

La tumeur est apparue dans la région inguinale six semaines après la naissance, à l'occasion d'accès de toux assez violents. L'enfant a porté un bandage nuit et jour pendant 3 ans ; puis, après une interruption de 2 ans, l'a repris et l'a conservé pendant 2 ans encore.

Il était entré à l'hôpital Trousseau, salle Denonvilliers, le 13 mai 1895, pour une plaie à la main. On lui conseilla une opération pour la tumeur qu'il portait dans l'aine.

La hernie était réduite ; l'anneau inguinal externe était très distendu ; on sentait nettement le choc herniaire.

17 *mai.*— Cure radicale. Extirpation d'un kyste du cordon avec sac herniaire funiculaire.

30. — L'enfant sort complètement guéri.

Observation 81.

Extirpation d'un kyste à droite. — Cure radicale. — Guérison.

F... Lucien, 4 ans.

Antécédents héréditaires nuls.

L'enfant est entré à Trousseau, salle Denonvilliers, le 8 août 1895 ; la mère s'était aperçue, depuis le mois d'avril, de la grosseur qu'il portait dans la région inguinale droite ; cette grosseur, d'abord du volume d'une petite noisette, avait atteint celui d'un œuf de pigeon.

9 *août.* — Cure radicale. Extirpation d'un kyste du canal vagino-péritonéal.

15. — Ablation des fils ; pansement iodoformé.

29. — Cicatrisation de la plaie. Exeat.

Revu le 31 juillet 1897 ; excellent résultat.

Observation 82 (fig. 76).

Kyste du canal vagino-péritonéal communiquant avec un sac herniaire sus-jacent par une sorte de soupape. — Cure radicale. — Guérison.

F... Robert, 8 ans et demi.

Le grand-père maternel a eu une hernie inguinale.

La hernie de l'enfant est connue depuis huit jours seulement ; elle donna lieu d'abord à des douleurs vagues dans la région de l'aine, puis elle atteignit rapidement le volume d'une noix.

Quand l'enfant entra à Trousseau, salle Denonvilliers, le 10 janvier 1895, la tumeur était très douloureuse et difficilement réductible ; l'anneau inguinal était largement distendu.

15 *janvier.* — Cure radicale ; on extirpa un kyste du canal vagino-péritonéal communiquant avec un sac herniaire par l'intermédiaire d'une sorte de soupape.

20. — Enlèvement des fils ; la peau est sphacélée à droite et il y a un peu de suppuration profonde.

25 *février*. — Cicatrisation terminée. Les testicules sont remontés très haut. Exeat.

3 *avril*. — L'enfant a été revu ; pas de récidive ; le testicule est à mi-hauteur et petit.

Sur la figure 76 nous voyons le sac *a* qui contenait la

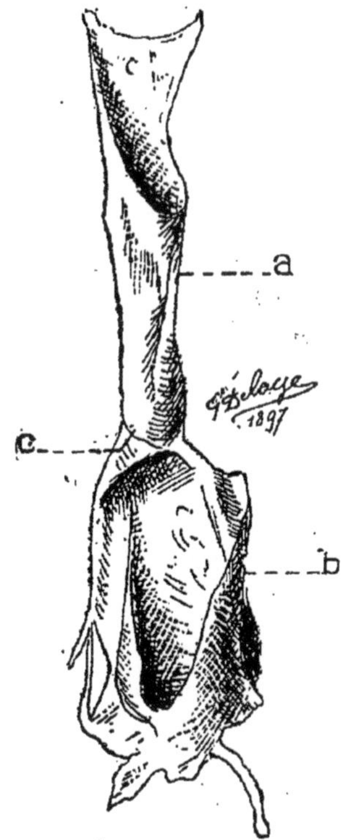

Figure 76 (Obs. 82).

a. Sac herniaire. — *b*. Kyste séparé en *c* du sac herniaire *a* par une membrane formant soupape.

hernie, et au-dessus de lui un kyste *b* qui lui est accolé et dont la paroi antérieure est largement ouverte.

Ce kyste, sur la pièce fraîche, communiquait avec le sac

herniaire et n'en était séparé que par une sorte de membrane formant soupape *c*.

Observation 83.

On diagnostique un kyste du cordon droit ; on trouve à l'opération un sac herniaire funiculaire et spacieux. — Cure radicale. — Guérison.

G... Henri, 5 ans.

Un père et une sœur ont été opérés dans le service.

L'enfant est entré à Trousseau, salle Denonvilliers, le 15 juin 1896. Il y avait 6 semaines que la mère s'était aperçue que son enfant portait une tumeur dans l'aine droite, au-dessus du testicule.

On diagnostiqua un kyste, situé à la partie moyenne du cordon du côté droit ; ce kyste était petit, piriforme, très allongé, peu tendu ; il ne communiquait pas avec la vaginale ni avec la cavité péritonéale. On percevait, dans l'orifice inguinal largement dilaté, une faible impulsion.

Il existait une pointe de hernie du côté gauche qui a été opérée plus tard.

25 *juin*. — Cure radicale à droite. On trouva un sac funiculaire spacieux descendant presque au contact de la vaginale.

8 *juillet*. — Réunion sauf au niveau de 2 ou 3 points où il y a de la rougeur et un peu de gonflement. Exeat.

28 *septembre*. — L'enfant est revu : excellent résultat.

Revu le 31 juillet 1897. Excellent résultat.

Observation 84 (fig. 76).

Sac herniaire. — Kyste du canal vagino-péritonéal avec diverticule propéritonéal (côté droit) (voy. fig. 26, p. 53).

H... Marcel, 11 ans 1/2.

Cet enfant qui souffrait depuis une quinzaine de jours de la tumeur qu'il portait dans la région inguinale droite, est entré à Trousseau le 23 octobre 1896.

On constate l'existence d'une tumeur molle, de la grosseur du pouce, descendant jusqu'au testicule et remontant dans le canal inguinal. L'orifice de ce dernier était très large et on y percevait une légère impulsion herniaire. On diagnostiqua un kyste du cordon du côté droit.

27 *octobre.* — Cure radicale. Extirpation d'un kyste du canal vagino-péritonéal avec prolongement propéritonéal ; à l'union des deux poches, le péritoine pariétal se réfléchissait et formait un sac herniaire.

Exeat guéri le 5 *novembre.*

Observation 85.

Hernie inguinale gauche et kyste du cordon gauche
(observation résumée Th. de Cachau).

L... Emile, 8 ans 1/2, entré le 26 octobre 1893 salle Denonvilliers (hôpital Trousseau).

Hernie réductible située en arrière d'un kyste du cordon de la grosseur d'un petit œuf.

Le kyste se réduit également dans la cavité abdominale.

28 *octobre.* — M. Broca opère la hernie gauche. On trouve un sac herniaire au-dessus d'un kyste. Cure radicale à gauche. On trouve un sac vide.

Le lendemain de l'opération, broncho-pneumonie.

Suppuration des deux côtés au niveau des plaies opératoires.

Exeat le 11 décembre 1893. Guéri, pas d'atrophie testiculaire.

Observation 86 (fig. 77).

Hernie inguinale droite. — Kyste au-dessous. —
Cure radicale. — Guérison.

M... Gaston-Eugène, 2 ans.

Antécédents héréditaires nuls.

La tumeur, que l'enfant porte dans les bourses, à droite, est connue depuis huit jours seulement ; cependant la mère avait déjà remarqué, quelque temps auparavant, une petite grosseur dans l'aine.

L'enfant est entré à Trousseau, salle Denonvilliers, le 2 mars 1895. On diagnostiqua un kyste du cordon ; la tumeur, grosse comme un œuf de pigeon, était dure, tendue et irréductible ; au-dessus, dans l'aine, on percevait une autre petite tumeur.

5 *mars*. — Cure radicale ; le kyste du cordon fut enlevé avec un sac funiculaire contenant une hernie ; la hernie était séparée du kyste

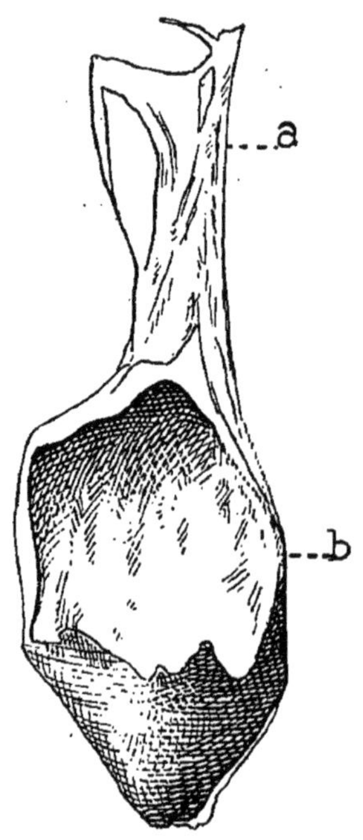

FIGURE 77 (Obs. 86).

a. Sac herniaire. — *b*. Kyste.

par un cordon long de trois travers de doigt ; c'était le ligament de Cloquet.

25. — L'enfant sort guéri.

Nous voyons, figure 77, un sac herniaire (sac funiculaire) *a* et le kyste *b* dont la paroi antérieure est largement ouverte.

Observation 87.

Sac herniaire. — Kyste au-dessous (côté gauche). — Cure radicale. — Guérison.

M... Victor, 14 ans.

Les antécédents héréditaires semblent nuls.

On s'est aperçu de la hernie de l'enfant, lorsqu'il était âgé de deux ans environ.

Il fut admis à l'hôpital Trousseau, salle Denonvilliers, le 2 juin 1894.

On constata une hydrocèle enkystée du cordon gauche avec léger rétrécissement au tiers supérieur ; en arrière, existait une petite hernie peu facile à sentir ; le canal inguinal n'était pas volumineux, mais permettait cependant l'introduction du doigt. Le testicule, en position normale, était absolument libre.

7 *juin*. — Cure radicale ; extirpation du kyste surmonté d'un sac herniaire.

23 *juillet*. — Sortie ; la cicatrice était solide.

En *mars* 1895, l'enfant a été revu : un peu d'impulsion vers le haut de la cicatrice.

Observation 88.

Hernie inguinale droite. — Apparition d'une seconde hernie située du côté gauche. — Cure radicale à gauche ; on trouve un sac herniaire et un kyste au-dessous.

N... Albert, 2 ans.

Son grand-père paternel était porteur d'une hernie.

L'enfant était lui-même hernieux avant l'âge de un an. Aussitôt qu'on connut sa hernie, qui existait à droite, on lui fit porter un bandage à ressort ; dès qu'on enlevait le bandage, la hernie se reproduisait.

Le 13 *juillet* 1894, des accidents d'étranglement se manifestèrent à gauche : vomissements et constipation. Réduction par un médecin.

L'enfant entra à Trousseau, salle Denonvilliers, le 16 juillet 1894 ; il y avait 6 semaines qu'une seconde hernie s'était produite à gauche.

On diagnostiqua un kyste du cordon à gauche avec pointe de hernie au-dessus.

17. — Cure radicale ; le kyste fut disséqué sans être ouvert. 9 août. Guérison complète.

Opéré le 5 novembre 1894 de la hernie gauche.

A l'examen des pièces, on pouvait voir un kyste du cordon entièrement isolé et surmonté d'un sac herniaire (pointe de hernie).

Observation 89.

Sac herniaire. — Kyste au-dessous (côté gauche). — Cure radicale. — Guérison.

Sch..... Lucien, 3 ans.

Hérédité nulle.

La maladie, chez cet enfant, a débuté il y a huit jours ; la mère s'est aperçue que les bourses de l'enfant étaient volumineuses, et qu'il existait une sorte de tuméfaction à droite. Depuis, la maladie est restée stationnaire, sans causer ni gêne ni douleur.

L'enfant est entré à Trousseau, salle Denonvilliers, le 18 mai 1895.

25 *mai.* — Cure radicale, on extirpe un kyste du cordon avec un sac herniaire au-dessus.

30 *juillet.* — Guérison ; exeat.

Revu le 31 juillet 1897. Excellent résultat. Testicule et cordon de volume normal.

Observation 90 (fig. 78).

Sac herniaire (hernie inguinale) ; hydrocèle vaginale faisant immédiatement suite au sac herniaire.

S... Adolphe, 11 ans, entré le 3 février 1896, opéré le 8, sorti le 23.

La figure 78 nous montre en *a* le sac d'une hernie, et immédiatement au-dessous, en *b*, les parois de la vaginale.

Nous trouvons ici une disposition analogue à celle que

nous avons fréquemment rencontrée lorsqu'un kyste du canal vagino-péritonéal accompagne une hernie ; mais, dans le cas présent, le kyste est représenté par la vaginale elle-même remplie de liquide.

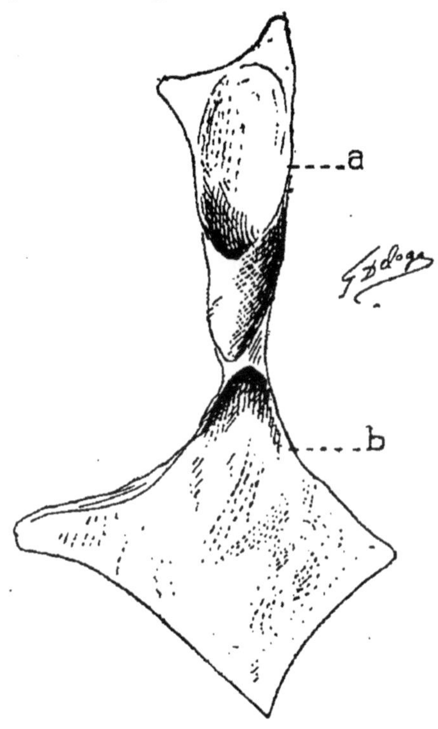

FIGURE 78 (Obs. 90).

a. Sac herniaire. — *b.* Parois de la vaginale (hydrocèle vaginale prenant, ici, la place d'un kyste du canal vagino-péritonéal).

OBSERVATION 91.

Hernie inguinale double. — Cure radicale des deux côtés. — A gauche, kyste du canal vagino-péritonéal, au-dessous du sac herniaire.

Lucien P....., 7 ans, entré à l'hôpital Trousseau le 16 mai 1895.

Hernie inguinale double.

Antécédents héréditaires tuberculeux.

L'enfant a été lui-même soigné à l'âge de 5 ans pour tuberculose du quatrième métacarpien ; actuellement on constate une cicatrice.

La hernie est apparue en septembre 1894 à la suite d'un coup de pied dans l'aine.

16 *mai* 1895. — Cure radicale bilatérale.

A gauche, kyste du canal vagino-péritonéal au-dessous d'un sac herniaire.

A droite, hernie funiculaire ordinaire.

1er *juin*. — L'enfant sort guéri.

Observation 92.

Hernie inguinale droite avec hydrocèle en bissac. — Cure radicale. — Guérison.

G... Georges, 3 ans, entre le 30 mai 1893 à l'hôpital Trousseau. Hydrocèle constatée il y a un mois ; testicule compris dans la partie peu tendue et qui remonte jusque dans le canal inguinal ; tumeur étranglée formant hydrocèle en bissac. Phimosis.

31 *mai*. — Cure radicale. A mi-hauteur des bourses, l'hydrocèle s'ouvre dans le canal péritonéo-vaginal par un petit orifice diaphragmatique dans lequel adhère l'épiploon. Résection de l'épiploon (6 gr.).

7. — Réunion immédiate.

15. — Passage à la rougeole. Infecté secondairement. Le 15 juillet, ablation d'une soie qui suppure.

Observation 93.

Pointe de hernie. — Kyste au-dessous. — Douleurs abdominales. — Cure radicale. — Guérison.

Ludovic L..., 4 ans, entré salle Denonvilliers, le 3 décembre 1894.

Dès le bas âge, on s'est aperçu de la présence d'une grosseur au niveau du scrotum.

L'enfant s'étant plaint plusieurs fois de douleurs abdominales, les parents l'amènent à l'hôpital.

On constate un kyste du cordon volumineux et au-dessus une pointe de hernie.

Cure radicale le 4 décembre. 10 janvier 1895, l'enfant va très bien.

Revu le 31 juillet 1897. Testicule et cordon de volume normal ; pas de récidive ; mais la paroi est faible. On voit une dépression au niveau de la cicatrice. Impulsion légère, quand l'enfant tousse, perçue au niveau de la partie supérieure de la cicatrice.

Observation 94.

Hernie inguinale. — Kyste au-dessous. — Douleurs abdominales. — Cure radicale. — Guérison.

Charles V..., 10 ans, entre à l'hôpital Trousseau le 27 mars 1895.

Il y a deux ans, hernie survenue à la suite d'un effort. L'enfant a toujours porté un bandage depuis l'accident. Fréquemment des coliques et des crampes d'estomac. Dimanche, à la suite d'une longue course, l'enfant, souffrant plus que de coutume, entre à l'hôpital.

2 *avril* 1895, cure radicale.

On trouve un kyste du volume d'un haricot et situé au-dessous du sac herniaire.

18. — Exeat. Guérison.

Observation 95.

Sac herniaire. — Kyste au-dessous (côté droit). — Cure radicale. — Guérison.

V... René, 6 ans.

Entré le 26 novembre 1896 à l'hôpital Trousseau, salle Denonvilliers.

Antécédents héréditaires nuls.

Trois enfants vivants, bien portants ; l'enfant en question est seul atteint d'un kyste du cordon.

Il est né à terme, a été élevé au sein par la mère jusqu'à 2 ans ; il a marché à 1 an. Jamais malade.

L'enfant reçut il y a 3 mois un coup de pied dans l'aine droite ; c'est à ce moment que les parents constatèrent la présence d'une tumeur dans les bourses à droite.

On vient alors à la consultation de l'hôpital le 26 novembre 1896.

Etat actuel. — Dans l'aine droite et descendant dans le scrotum il existe une tumeur volumineuse, arrondie, lisse, rénitente, indolente, mobile, rentrant et sortant facilement par le canal inguinal ; anneau inguinal externe très volumineux.

28 *novembre* 1896. — Cure radicale. Après ouverture du canal inguinal, on voit un kyste du cordon du volume d'un œuf de pigeon.

Au-dessus du kyste on trouve un sac herniaire.

Le 5 *décembre,* ablation des fils, un fil profond a suppuré.

Le 3 *janvier* 1897, exeat. Guérison complète.

Non revu.

Observation 96.

Kyste du cordon. — Ponction ; injection d'alcool (côté gauche).

Georges P..., 2 mois, est présenté à l'hôpital Trousseau, le 29 octobre 1894.

Dès sa naissance, on s'est aperçu qu'il portait une grosseur dans la région inguinale gauche. Depuis trois semaines elle a augmenté progressivement.

Etat actuel. — Lorsqu'on examine l'enfant, on ne constate à la vue aucune différence de volume entre les deux côtés ; on remarque seulement une légère saillie au niveau de la partie inférieure de la région inguinale gauche, sur le trajet du cordon, saillie qui n'augmente pas lors des cris ou des efforts du petit malade.

A la palpation, on constate que cette saillie siège au niveau de l'extrémité inférieure du trajet inguinal, à deux travers de doigt de l'épine du pubis. C'est une tumeur mobile sous la peau, roulant sous le doigt. Du volume d'une petite noix, elle est un peu allongée suivant la direction du cordon ; ses limites sont nettes, et on peut la mettre encore mieux en évidence en la saisissant, au niveau de sa partie profonde, entre le pouce et l'index, comme si l'on cherchait à l'énucléer.

Elle est située en avant et au-dessus du cordon ; sa consistance est dure, il n'y a pas de fluctuation, mais de la rénitence. A la percussion, on obtient de la matité.

Aucun phénomène inflammatoire autour de la tumeur.

La toux ou les efforts de l'enfant ne provoquent aucun changement, ni impulsion, ni augmentation de volume.

Il est impossible de réduire la tumeur dans l'abdomen ou de lui faire exécuter des déplacements dans le sens de l'axe du canal inguinal.

Au-dessous, en descendant vers le testicule, on trouve le cordon absolument normal.

Les deux testicules sont à leur place habituelle, mais chaque vaginale est le siège d'un léger épanchement.

Bon état général de l'enfant.

29 *octobre*. — Ponction avec la seringue de Pravaz. L'épaisseur des parois à traverser pour arriver dans l'intérieur de la cavité est de 1 cent. 1/2 environ. On retire trois seringues d'un liquide clair et citrin. Le contenu d'une seringue d'alcool est injecté dans la poche. Pansement au collodion.

Observation 97.

Sac herniaire. — Kyste au-dessous (côté droit). — Cure radicale. — Guérison.

Emile P...

Antécédents héréditaire nuls.

2 enfants, dont un n'a pas vécu.

Antécédents personnels. — Venu à terme ; élevé au sein jusqu'à trois mois, puis ensuite au biberon. A marché à 1 an. A eu une entérite à 18 mois ; la rougeole à 4 ans.

La mère s'est aperçue il y a 3 semaines de la présence d'une petite grosseur du volume d'une noisette dans l'aine droite de l'enfant. Celui-ci ne s'en était d'ailleurs jamais plaint.

Etat au moment de l'entrée à l'hôpital Trousseau : on sent à la palpation le long du cordon, dans l'aine droite, la présence d'une petite tumeur mobile, indolente, sans changement de coloration de la peau.

Cure radicale le 9 *janvier.* — Sac herniaire surmontant un kyste du canal vagino-péritonéal.

Le kyste est trouvé vide et cependant en disséquant la pièce, on ne voit aucune communication avec le sac herniaire.

9 *janvier.* — On retire les fils. Réunion complète.

18. — L'enfant sort guéri.

Observation 98.

Hernie inguinale droite. — Kyste préherniaire. — Cure radicale. — Guérison.

Charles V..., 8 ans, entré à la salle Denonvilliers le 8 août 1896.

Antécédents héréditaires nuls.

Antécédents personnels : né à terme ;

Elevé au sein.

Coqueluche à 4 ans. La hernie dont l'enfant est porteur est apparue après cette coqueluche.

On fit porter aussitôt un bandage jour et nuit.

Le 8 août 1896, l'enfant vient à l'hôpital.

Actuellement, il existe dans les bourses, du côté droit, une tumeur de la grosseur d'un œuf de poule, facilement réductible, avec gargouillement ; se reproduisant facilement après la réduction ; le doigt introduit dans l'anneau pénètre facilement dans un trajet assez large.

10 *août.* — Cure radicale à droite. Sac funiculaire. Résection d'épiploon qui adhère fortement, adhérences remontant jusqu'au collet du sac ; kyste préherniaire.

18. — Ablation des fils. Réunion par première intention ; pansement salolé ; pas de fièvre.

30. — Exeat ; guéri. Testicule dans les bourses ; pas d'hématome ; orifice bien fermé.

Observation 99.

Cure radicale double. — A droite sac herniaire au-dessus d'un kyste du canal vagino-péritonéal. — Cure radicale.— Guérison.

Raoul S... B., 8 ans, entre à l'hôpital Trousseau le 28 décembre 1896.

Hernie connue depuis la naissance; l'enfant a porté un bandage jour et nuit.

Actuellement, on ne constate pas de tumeur dans les bourses même après avoir fait courir l'enfant.

Anneaux très larges; impulsion nette.

5 *janvier* 1897. — Cure radicale double.

A gauche, pointe de hernie.

A droite, sac herniaire au-dessus d'un kyste vide.

18. — Exeat; guéri.

Revu le 31 juillet 1897; excellent résultat des deux côtés.

Observation 100.

Kyste de l'épididyme confondu avec un kyste du canal vagino-péritonéal (côté droit).

Louis P..., 14 ans, entré salle Denonvilliers le 21 juillet 1896.

Pas d'antécédents; grosseur au niveau du scrotum depuis deux ans.

On diagnostique un kyste du cordon droit de la grosseur d'une noix.

22 *juillet*. — Cure radicale. Sous la vaginale, dans la partie supérieure et interne de la tête de l'épididyme, il existe une tumeur de la grosseur d'une noix que l'on décortique facilement. Il n'y a pas de pédicule.

10 *août*. — Exeat. Guéri.

Il s'agit ici vraisemblablement d'un kyste de l'épididyme et non pas d'un kyste du canal vagino-péritonéal.

Observation 101.

Paul N... entré à l'hôpital Trousseau, salle Denonvilliers, le 8 août 1895. Opéré le 9 ; sorti le 1er septembre.

A l'opération on trouve un kyste du canal vagino-péritonéal et au-dessus de lui un sac herniaire contenant l'intestin.

Observation 102.

Kyste du canal vagino-péritonéal à gauche ; cure radicale. — Guérison.

Joseph L... 10 ans, entré à Trousseau, le 9 mars 1896.

Kyste de la grosseur de l'index, siégeant le long du cordon du côté gauche immédiatement en dessous de l'orifice du canal inguinal et se terminant à 1 centimètre au-dessus du testicule qui est normal.

12 *mars* 1896. — Cure radicale.

29. — Cicatrisation achevée. Exeat le 30.

Observation 103.

Hydrocèle vaginale gauche. — Deux petits kystes canaliculaires de la grosseur d'un crayon se dirigeant vers l'anneau interne et se continuant avec un sac herniaire ; cure radicale. — Guérison.

Félix Sp..., 7 ans, entré à l'hôpital Trousseau, salle Denonvilliers, le 21 septembre 1896.

Tumeur liquide au niveau des bourses, ayant débuté pendant que l'enfant était encore en nourrice.

Tumeur unilatérale (côté gauche) oblongue, de la grosseur d'un œuf de poule, rénitente, fluctuante, irréductible.

Par transparence (stéthoscope) on aperçoit le cordon et ses éléments ; le testicule est à la partie postérieure et inférieure.

Cure radicale le 25 septembre 1896.

Hydrocèle vaginale gauche ; deux petits kystes du cordon, canaliculaires, de la grosseur d'un crayon, se dirigeant vers l'anneau interne et se continuant avec un sac herniaire. On ouvre ce dernier.

11 *octobre*. — Encore un peu d'hématome et une légère suppuration due à l'élimination d'un point de suture.

Revu le 31 juillet 1897 ; bon résultat.

Observation 104.

Sac herniaire. — Kyste au-dessous (côté droit) ; cure radicale. — Guérison.

Henri W..., 5 ans, entré à l'hôpital Trousseau le 21 juin 1894.

Début de la hernie à l'âge de 3 ans ; l'enfant a depuis constamment porté un bandage jour et nuit.

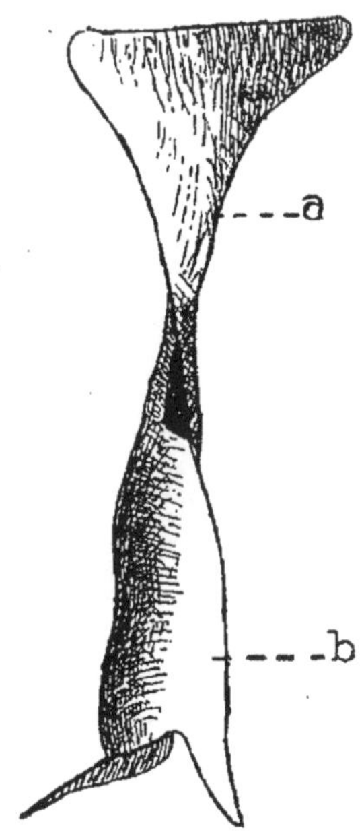

Figure 79 (Obs. 105).

a. Sac herniaire. — *b*. Kyste.

Etat actuel : hernie droite funiculaire, réductible, rien de spécial.

25 *juin* 1894. — Cure radicale. Hernie funiculaire avec un petit kyste du cordon au-dessous.

29. — L'enfant a la scarlatine.

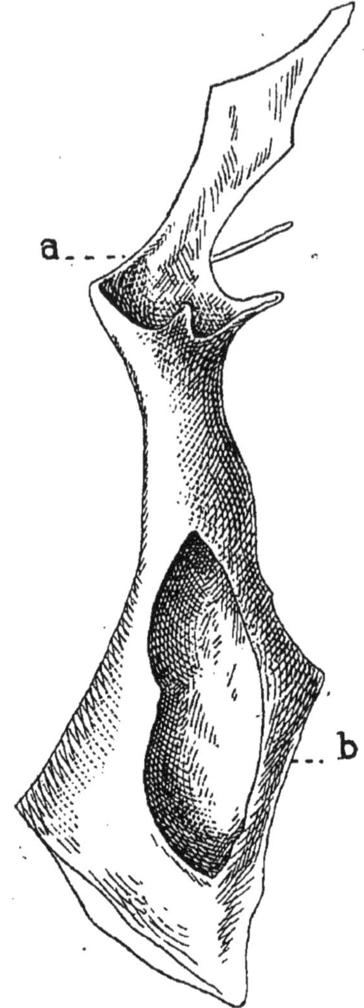

FIGURE 80 (Obs. 106).
a. Sac herniaire. — *b.* Kyste.

Exeat le 9 septembre.

Revu le 31 juillet 1897. Excellent résultat ; testicule et cordon de grosseur normale.

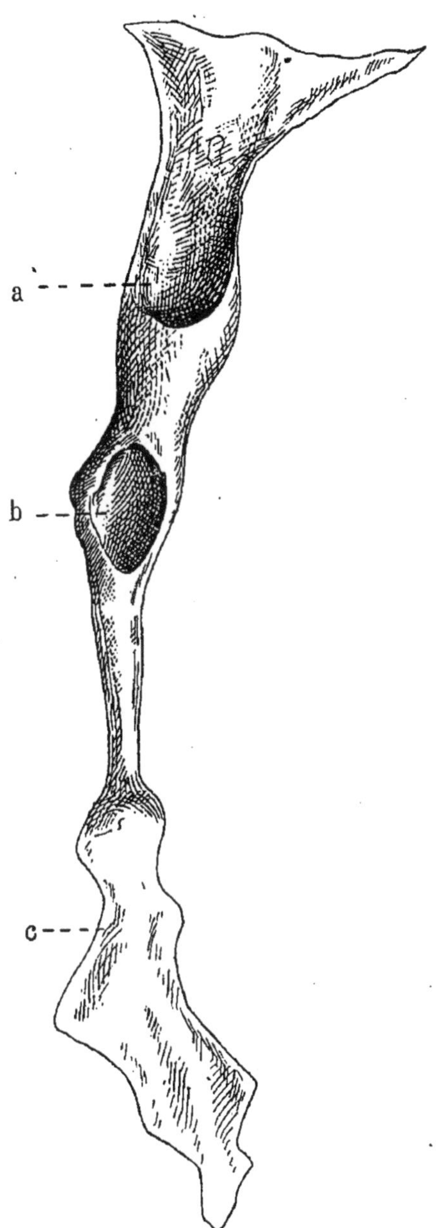

FIGURE 81 (Obs. 107).

a. Sac herniaire. — *b.* Premier kyste. — *c.* Second kyste.

Série de sept observations pour lesquelles nous ne donnons que la reproduction des préparations

Observation 105 (fig. 79).

O... René, 7 ans, entré le 3 février 1896, opéré le 9 février, sorti guéri le 23.

Hernie et kyste à droite.

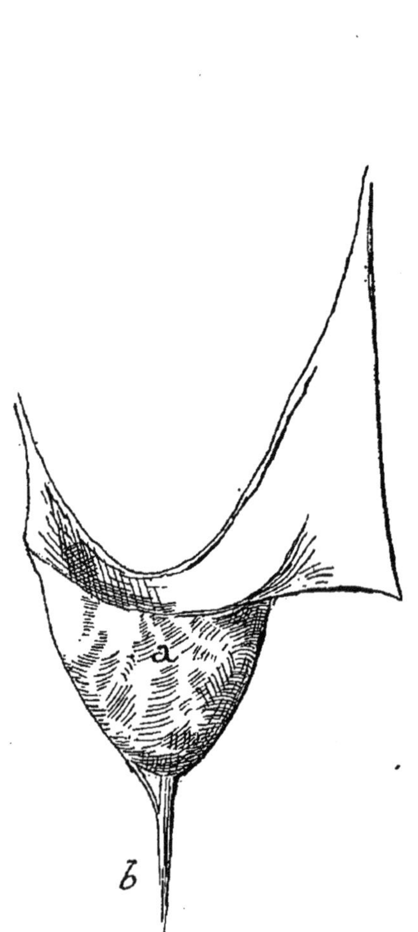

Figure 82 (Obs. 108).
a. Sac herniaire. — *b.* Ligament de Cloquet.

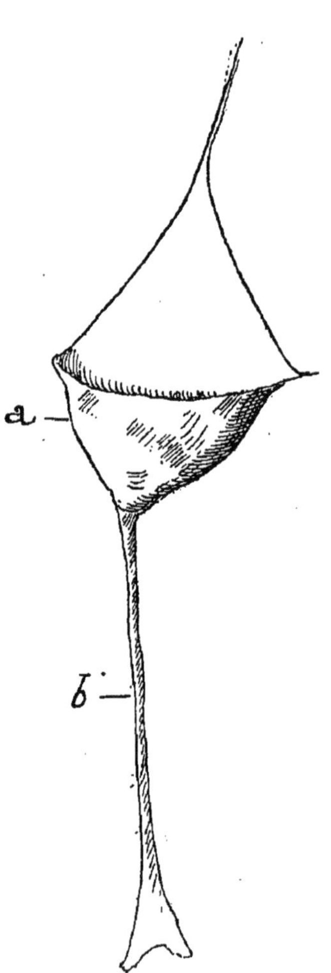

Figure 83 (Obs. 109).
a. Sac herniaire. — *b.* Ligament de Cloquet.

Observation 106 (fig. 80).

M..., 2 ans 1/2, opéré en ville le 14 novembre 1895. Réunion immédiate.

Observation 107 (fig. 81).

Marcel H..., entré à l'hôpital Trousseau le 3 janvier 1896. Opéré à

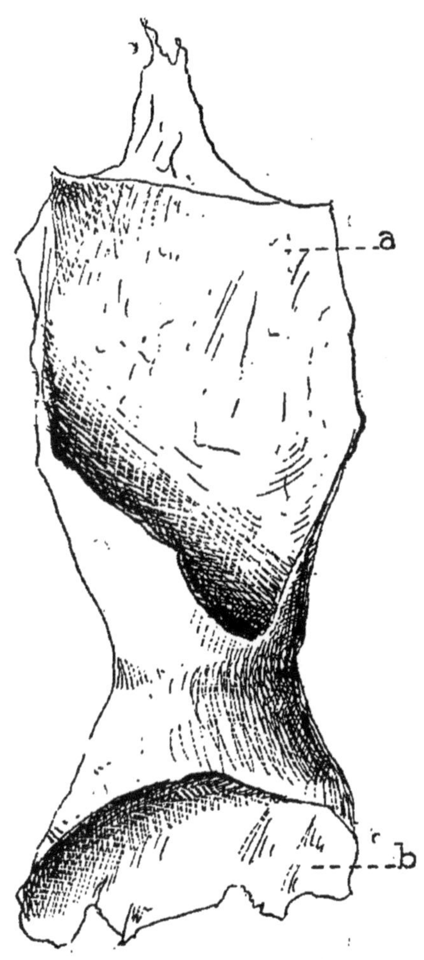

Figure 84 (Obs. 110).
a. Sac herniaire. — *b*. Kyste.

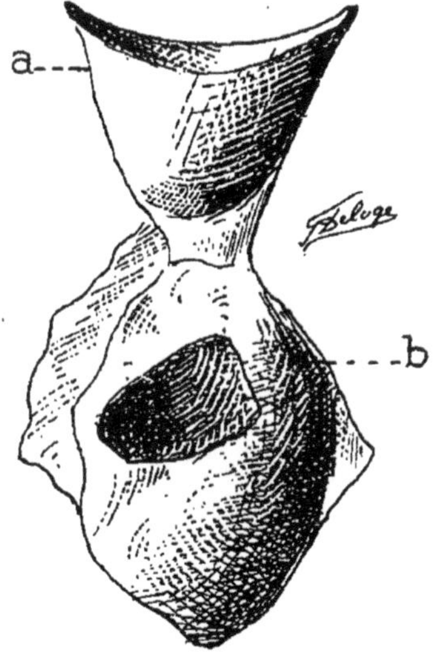

Figure 85 (Obs. 111).
a. Sac herniaire. — *b*. Kyste.

droite le 5 janvier ; à gauche le 23 (voy. fig. 81). Réunion immédiate. Exeat le 23 février.

Observation 108 (fig. 82).

C... Félix, 4 ans 1/2, entré le 16 janvier 1896 ; opéré le 18 janvier, sorti guéri le 30 janvier.

Observation 109 (fig. 83).

L... Marcel, 14 ans 1/2, entré le 23 juillet 1897, opéré le 31 (des deux côtés ; sac et kyste avec ligament de Cloquet à droite). Sorti guéri le 22 février.

Observation 110 (fig. 84).

G... Maurice, 21 mois, kyste (côté gauche), 30 novembre 1894.

Observation 111 (fig. 85).

Marius D..., entré le 17 mai 1897, opéré le 18, sorti guéri le 20 juin.

CHAPITRE VIII

Résumé d'observations déjà publiées.

§ 1. — Observations publiées dans la thèse du docteur Cachau.

Nous ajouterons aux observations que nous venons de publier, celles qui se trouvent consignées dans la thèse du docteur Cachau. En effet, il s'agit encore de kystes développés aux dépens du canal vagino-péritonéal, ainsi qu'en font foi les renseignements que nous avons trouvés dans la thèse du docteur Cachau, page 12. Ces observations complètent la statistique intégrale de M. Broca.

Les deux observations suivantes ont trait à des enfants tout jeunes, chez qui la ponction et l'injection d'alcool ont été employées.

Observation 112.

Kyste du cordon gauche (Th. de Cachau).

B... Marcel, 2 mois 1/2, 23 juillet 1893.

L'enfant est bien portant. On s'est aperçu de sa tumeur depuis huit jours.

Tumeur ovoïde, lisse, rénitente, ne rentrant pas dans le canal inguinal.

Ponction. Injection d'alcool (1/4 de seringue de Pravaz).

Revu le 10 décembre 1893. Petite nodosité.

OBSERVATION 113.

Kyste du cordon droit (Th. de CACHAU).

S... Marcel, 3 mois, 15 juin 1893.

Petit kyste du cordon à droite situé sur le trajet du cordon. On s'en est aperçu il y a trois jours.

Ponction. Injection d'alcool (1/4 de seringue de Pravaz).

Revu 15 jours après. Le kyste ne s'est pas reproduit.

La méthode par les injections d'alcool employée chez un enfant de 3 ans n'a pas donné de résultat; la cure radicale ultérieurement pratiquée a été suivie de guérison. Il s'agissait, comme on le verra dans l'observation suivante, d'une hydrocèle vaginale et non d'un véritable kyste.

OBSERVATION 114.

Hydrocèle vaginale. — Pointe de hernie (Th. de CACHAU).

G... Fernand, 3 ans. Entré à l'hôpital Trousseau, le 10 mai 1893, salle Denonvilliers.

Ses parents disent qu'il a eu une hydrocèle vaginale droite traitée par la ponction, il y a un mois, et suivie d'injection d'alcool.

Cette hydrocèle a reparu. Elle paraît et disparaît spontanément et communique, peut-être, avec le péritoine.

Opéré le 30 mai. Dissection du kyste. Excision de la vaginale. Cure radicale de la hernie.

21 *mai*. — On enlève les fils. Léger sphacèle.

22. — Urine tous les jours dans son pansement. Suppure superficiellement. Epididymite.

24. — Désunion. Suppuration abondante. Pansement tous les jours.

22 *juin*. — Sort guéri.

16 *octobre*. — Revu. Testicule normal. Pas d'impulsion à la toux.

Dans les 14 observations suivantes, M. A. Broca a constató non seulement la présence d'un kyste surmonté d'un sac herniaire ; mais il était facile de constater au-dessus du kyste une tumeur présentant les signes cliniques des hernies. Il s'agit donc d'un kyste et d'un sac herniaire sus-jacent contenant les viscères. Nous n'insisterons plus sur la valeur pathogénique de ce sac herniaire, nous avons déjà longuement montré, qu'il représente la partie supérieure du canal vagino-péritonéal, canal vagino-péritonéal aux dépens duquel s'est également développé le kyste.

OBSERVATION 115.

Kyste du cordon gauche avec pointe de hernie
(Th. de CACHAU), obs. résumée.

R... Léon, 8 ans, entré à l'hôpital Trousseau le 13 juin 1893.

Opération le 19 juin. On trouve un kyste avec pointe de hernie.

Le sac du kyste communique avec la vaginale.

5 *juillet*. — Exeat. Guérison.

OBSERVATION 116.

Hernie inguinale gauche. — Kyste du cordon
(Th. de CACHAU), obs. résumée.

H... Edouard, 18 mois.

Opéré le 5 juin par M. Broca. Cure radicale. Sac herniaire au-dessus du kyste. Pansement au collodion.

13 *juin*. — Réunion, puis on a une légère désunion.

L'enfant a la rougeole le 27 juin.

16 *octobre*. — L'enfant va très bien. On constate actuellement une pointe de hernie ombilicale.

Observation 117.

Hernie inguinale gauche avec kyste du cordon gauche (Th. de Cachau), obs. résumée.

J... Louis, 3 ans 1/2, entre à l'hôpital le 19 août 1893. Son père a une hernie. On s'est aperçu de la hernie il y a quelques jours seulement.

L'enfant n'a jamais porté de bandage.

A gauche, on sent deux kystes modérément tendus sur le trajet du cordon.

Opération le 24 août. Cure radicale. On trouve un kyste uni à la vaginale par le cordon de Cloquet.

Apyrexie, réunion immédiate.

12 *septembre.* — Exeat complètement guéri.

Revu le 9 février 1895 ; testicule et cicatrice normaux.

Observation 118.

Hernie inguinale droite avec kyste (Th. de Cachau), obs. résumée.

R... Edouard, 10 ans, entré à l'hôpital le 4 octobre 1893.

Père mort tuberculeux ; avait une hernie.

Cet enfant a sa hernie depuis l'âge de 18 mois et il a porté bandage jusqu'à cette époque.

Le kyste remonte jusqu'à l'orifice externe du canal inguinal. Il est irréductible.

8 *octobre* 1893. — Opéré par M. Broca. Cure radicale Pointe de hernie. Kyste du cordon.

Ablation des fils le 15 octobre 1893. Réunion immédiate.

Exeat le 19 octobre.

Revu guéri au bout de quatre semaines.

20 *juillet* 1894. Pas de récidive. Testicules normaux. Cicatrice un peu chéloïdienne en bas.

OBSERVATION 119.

Kyste du cordon avec hernie inguinale droite (Th. de CACHAU).

B... Joseph, 10 ans 1/2. Reçu à l'hôpital Trousseau, salle Denonvilliers, le 8 mai 1893.

La hernie a débuté il y a un an et a toujours conservé la grosseur d'une noisette. Depuis huit jours, sous l'influence d'une cause inconnue, la tumeur a grossi et a atteint le volume d'une noix. Elle est indolore.

En même temps que la hernie, on constate la présence d'un kyste du cordon droit.

Opéré le 14 mai par M. Broca. Cure radicale. On trouve des stigmates épais au milieu de la hauteur du sac. La hernie n'est pas testiculaire.

Pansement à la gaze aseptique.

17. — Epanchement sanguin dans les bourses.

22. — Ablation des fils. Pas de pus. Le testicule est volumineux, mais non douloureux.

1er *juin*. — Exeat avec une petite surface de 1 millimètre non fermée.

OBSERVATION 120.

Hernie inguinale scrotale avec kyste du cordon.

Dans son observation 35, le Dr Cachau parle d'un enfant de 3 ans, Raoul R..., entré le 3 janvier 1893 à l'hôpital Trousseau, salle Denonvilliers. Le jeune malade est atteint de hernie scrotale s'accompagnant de kyste du cordon. L'enfant est opéré par M. Broca le 19 janvier.

On trouve un kyste ovoïde. Avec les cris, une hernie descend et recouvre en entier le tiers supérieur du kyste.

Pansement au collodion.

12 *février*. — Exeat, absolument guéri.

16 *octobre* 1893. — Revu. Testicule normal, pas d'impulsion. Cicatrice souple non adhérente.

Observation 121 (fig. 86).

Hernie inguinale droite avec kyste (Th. de Cachau).

B... Georges, 2 ans 1/2, reçu le 24 août 1893 à l'hôpital Trousseau, salle Denonvilliers.

Hérédité inconnue.

On trouve un kyste de la grosseur d'une petite noix, tendu, siégeant à la partie inférieure du cordon, remontant jusqu'au canal inguinal, et descendant jusqu'au testicule qui est libre. La mère ne s'en est aperçue que récemment.

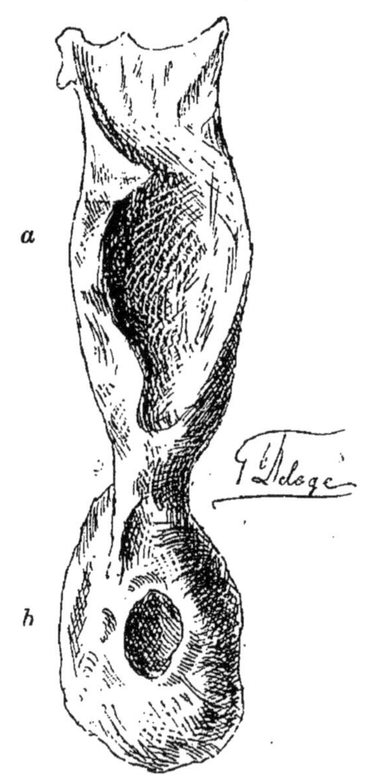

Figure 86 (Obs. 121).
a. Sac herniaire. — *b*. Kyste.

27 *août*. — M. Broca l'opère. On trouve un volumineux sac herniaire qui est situé au-dessus d'un kyste.

Réunion par première intention. Sort guéri le 17 septembre 1893.

19 *octobre*. — Revu. Etat local excellent.

Observation 122.

Hernie inguinale droite avec kyste du cordon (Th. de Cachau).

J... Eugène, 7 ans, entré le 22 mai 1893 à l'hôpital Trousseau, salle Denonvilliers.

Il a cette hernie depuis l'âge de trois mois. Il a toujours porté un bandage. Il y a un mois, la hernie semblant guérie, il a quitté le bandage.

On trouve un kyste du cordon gros comme un œuf de poule, et ne rentrant pas dans le canal inguinal. Les deux testicules sont descendus.

27 *mai*. — Opéré par M. Broca. Cure radicale. Le kyste du cordon, ovoïde, fermé, est continu avec le sac par un collet scléreux, épais, obturé. Le sac descend derrière lui, mince, au-dessus du collet.

4 *juin*. — Ablation des fils. Réunion par première intention.

Pansement au collodion.

11. — Exeat.

23 *octobre* 1893. — L'enfant va très bien. Cicatrice un peu chéloïdienne. Testicule droit un peu plus haut, souple ainsi que l'épididyme.

Observation 123.

Hernie inguinale droite étranglée.— Kyste du cordon (Th. de Cachau).

J... Albert, 33 ans, porteur aux halles. Entre à l'hôpital Saint-Antoine, le 27 août 1893, salle Broca (service de M. Monod).

Hernie en 1878, dans un effort. Ses parents n'ont pas de hernie, mais un de ses frères en a une.

Notre malade a porté bandage depuis 1878. Il n'en porte plus depuis que son bandage s'est cassé (il y a 4 ou 5 mois). Mais peu après il présenta des accidents d'étranglement sans vomissements. Un médecin fut appelé, mais quand il arriva, le malade dormait et la hernie était rentrée.

Ce matin, nouvel étranglement avec vomissements rapides et constipation absolue.

4 heures du soir. — Tumeur ovoïde, mate, tendue, douloureuse, et restant à deux travers de doigt au-dessus du testicule.

Par l'incision on entre dans la vaginale, très spacieuse, contenant un peu de liquide et remontant au devant de la hernie. Au-dessus et derrière elle M. Broca incise. Il entre dans une cavité à revêtement séreux, vide, close.

Il aborde alors le sac par en haut après avoir fendu le canal inguinal. Il trouve l'intestin grêle sans épiploon, en bon état.

Il fait la cure radicale ordinaire.

Les enveloppes de la hernie sont celles de la hernie inguinale congénitale, avec un sac funiculaire.

L'étranglement siège au niveau de l'anneau intérieur et est causé par un diaphragme valvulaire. L'anneau intérieur a reçu le doigt avant le débridement.

On a débridé de dehors en dedans. Pas de drainage.

Huitième jour. — Pansement. Ablation des fils.

Onzième jour. — Dernier pansement, et le malade peut sortir sans bandage le 28 septembre.

Observation 124 (fig. 91).

Hernie inguinale droite avec kyste du cordon droit
(Th. de Cachau).

G... Eugène, 9 ans, reçu à l'hôpital Trousseau, salle Denonvilliers, le 19 août 1893.

Un oncle a une hernie. Rien du côté des parents.

Sa hernie a débuté il y a trois ans, à la suite d'un effort, et il porte un bandage depuis cette époque. Il est difficile de savoir s'il porte un kyste du même côté. Le trajet inguinal est assez resserré et ne laisse pas pénétrer le bout de l'index.

Pas de phimosis. Les testicules sont très petits, mais pas d'ectopie.

21 *août* 1893. — Opéré par M. Broca.

Cure radicale. On trouve un sac petit, situé au-dessus de kystes multiples.

28. — Ablation des fils, réunion par première intention. Une soie profonde a suppuré plus tard et a été éliminée.

Réunion en ce point après l'élimination de la soie.

L'enfant était très indocile. Il défaisait son pansement et plusieurs fois a touché à sa plaie. Il fallait le panser à peu près tous les jours.

Observation 125.

Hernie inguinale droite et kyste du cordon (Th. de Cachau).

V... Albert, 9 ans. Entré à l'hôpital Trousseau, le 20 février 1893.

Son grand-père et sa grand'mère maternels ont chacun deux hernies. Son père et sa mère n'en ont pas, mais le père est tuberculeux.

L'enfant a été soigné pour une bronchite il y a 5 ans (hôpital Trousseau, salle Lugol). Il a eu plus tard la rougeole et la coqueluche. Il a toujours toussé. Sujet aux épistaxis et otorrhagies. Il avait trois mois quand on s'aperçut de sa hernie. Il a toujours porté un bandage depuis cette époque et il a toujours souffert.

La mère faisait rentrer la hernie mais elle ressortait souvent.

28 *février* 1893. — Opéré par M. Broca, cure radicale. Sac mince, adhérent au cordon. S'est déchiré, mais a pu être disséqué entièrement. Il est situé au-dessus d'un grand kyste du cordon allant jusqu'à la vaginale, continu avec le sac, mais ne communiquant pas. On trouve un épaississement au niveau de cette continuité, et à ce niveau existe une adhérence au cordon assez difficile à séparer. Trois points à la soie sur le canal.

Pansement au collodion.

Pansement aux huitième et quinzième jours. Réunion par première intention.

Il sort guéri le 20 mars 1893.

Revu le 2 décembre 1893. — Bonne cicatrice. Pas d'impulsion à la toux.

L'enfant ne souffre plus de la hernie (il en souffrait auparavant).

Observation 126.

Hernie inguinale droite. — Kyste du cordon
(Th. de Duret, Paris, 1890-91).

Georges Am..., 19 ans, boulanger, est admis le 10 avril 1891, dans le service de M. Terrier, suppléé par M. Broca, à l'hôpital Bichat.

Il y a un mois environ, le malade s'est aperçu qu'il portait à l'orifice externe du canal inguinal droit une petite tumeur du volume d'une noisette, dure, roulant sous le doigt, indolente.

Depuis huit jours, la tumeur a plus que doublé et est venue douloureuse.

Etat actuel. — On trouve dans la région inguinale droite et occupant la partie supérieure du cordon une petite tumeur ovoïde un peu moins grosse qu'une noix, dure, semblant se limiter nettement en haut, mate, réductible avec facilité dans le canal inguinal. La réduction donne la sensation d'un corps étranger que l'on repousserait en masse dans le ventre. Le doigt s'engage alors dans un anneau inguinal étroit et reçoit l'impulsion de la toux. Si l'on retire le doigt, tout en faisant faire des efforts au malade, la tumeur se reproduit tout aussitôt.

Opération, le 19 avril, par M. Guillemain, interne, aidé par M. Broca.

Le malade une fois endormi, on pratique une incision partant de l'anneau inguinal et descendant sur le trajet du cordon. Une fois les téguments et la fibreuse commune incisés, on tombe sur une petite tumeur kystique, dont la ponction laisse écouler un liquide citrin. En bas, ce kyste se termine par une extrémité libre, mais en haut il se prolonge sous forme d'un cordon arrondi, blanchâtre, un peu plus gros qu'un porte-plume, jusque dans l'abdomen. Ce cordon est attiré le plus bas possible, disséqué et sectionné entre une double ligature. Pas de suture des piliers. Réunion sans drainage.

Pansement iodoformé.

Suites, soir T. 37° 2. Pas de souffrances.

27 *avril*. — Pansement. Réunion immédiate. Ablation des fils.

3 *mai*. — Pansement. Guérison complète.

4. — Exeat.

Examen de la pièce enlevée. — On trouve au-dessus du premier kyste un second kyste plus petit et qui contient le même liquide. Le cordon qui lui fait suite est creusé d'un canal qui conduisait jusque dans l'abdomen. C'est donc le sac d'une petite hernie inguinale.

Observation 127.

Hernie inguinale bilatérale, et kyste du cordon gauche
(Th. de Cachau).

G... Victor, 8 ans, reçu à l'hôpital Trousseau, salle Denonvilliers, le 14 mars 1893.

Pas d'antécédents héréditaires.

Il présente une hernie inguinale droite depuis l'âge de huit jours, et une hernie inguinale gauche depuis l'âge de sept ans.

A gauche on trouve un kyste du cordon plus ou moins tendu suivant le moment de l'examen et qui disparaît même complètement. Au-dessus on sent un peu d'impulsion.

A droite il porte un bandage depuis l'âge de huit jours. Depuis quatre ans la hernie ne sort plus, cependant depuis quelques jours elle semble ressortir.

22 *mars*. — Opéré par M. Broca. Cure radicale à gauche.

Pas de liquide dans le sac non testiculaire. On trouve un kyste du cordon allongé au-dessous de la hernie.

30. — Ablation des fils et pansement.

18 *avril*. — Opéré par M. Broca. Cure radicale à droite, sac non testiculaire descendant à mi-chemin entre l'anneau externe et le testicule. Pas de kyste.

25. — Ablation des fils. Réunion complète.

12 *mai*. — Exeat. Pas d'impulsion. Un peu d'orchite à gauche.

10 *juin*. — Revu en excellent état local. L'épididyme est encore un peu gros.

25 *août*. — Revu en excellent état. Pas de récidive.

Le testicule et le cordon sont normaux.

30 *octobre*. — Un fil de soie pointe à droite à l'angle supérieur de l'incision.

Reste en excellent état.

Nous trouvons dans l'observation d'Heyfelder (1) un exemple de ces kystes hydatiques qui naissant au niveau du trajet inguinal peuvent simuler un kyste du canal vagino-péritonéal. Entre le testicule et l'orifice inguinal externe le cordon présentait une tumeur arrondie, ayant les dimensions d'une noix, ne pénétrant pas dans le canal inguinal, n'ayant pas de connexions avec le testicule ; fluctuation difficile à percevoir. On porte le diagnostic d'hydrocèle kystique, c'est-à-dire kyste rempli de liquide aqueux développé dans le tissu cellulaire du cordon spermatique. A l'opération on trouva deux petites tumeurs entourées par une enveloppe commune. La première était de la grosseur d'un œuf de moineau et laissait reconnaître *une agglomération d'hydatides*. Elle prenait son point de départ dans le cordon et était pédiculée. La seconde tumeur, largement implantée sur le cordon, permit également de reconnaître *des hydatides*.

(1) HEYFELDER (J. F.), *Deutsche Klinik*, Berlin, 1858, X, 228.

§ 2. — Pièces présentées à la Société anatomique par M. Delanglade.

Le Dr Delanglade a présenté à la Société anatomique douze pièces dont dix sont relatives à des kystes du cordon et deux à des kystes du canal de Nück.

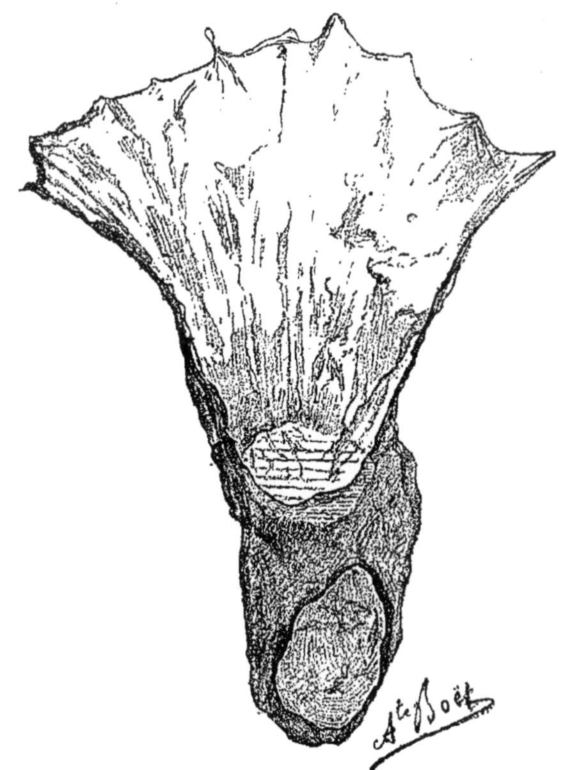

FIGURE 87 (Obs. 57).

« Ce qui nous a frappé tout d'abord, dit-il, c'est la constance avec laquelle nous avons trouvé ces kystes surmontés de sacs herniaires connus ou ignorés » (1). Nous avons

(1) DELANGLADE, *Soc. An.*, juin 1894, p. 463.

déjà longuement montré que ce sac herniaire indique d'une façon certaine l'origine du kyste, kyste formé aux dépens du canal vagino-péritonéal. On trouvera ci-après

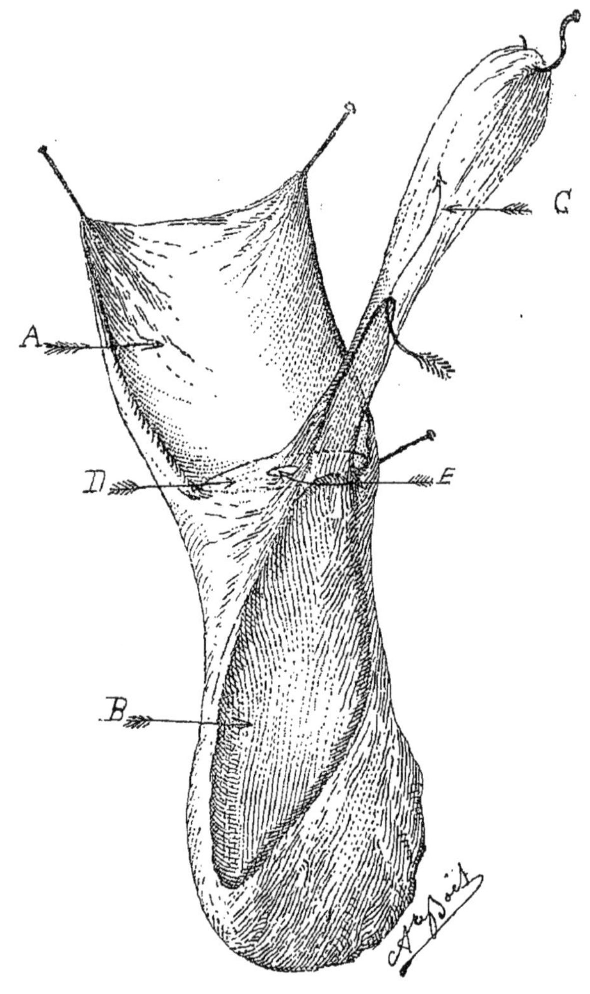

FIGURE 88.

les figures publiées par le Dr Delanglade dans les bulletins de la Société anatomique.

La figure 73 a trait à un kyste du canal vagino-péritonéal immédiatement surmonté d'un large sac herniaire, ayant contenu les viscères.

Nous voyons, figure 74, en *a*, un sac herniaire, en *b* un kyste du canal vagino-péritonéal, en *d* un diaphragme percé d'un orifice *e* dans lequel on peut introduire un stylet. Le sac herniaire est représenté ouvert. On aperçoit un petit sac séreux *c* qui s'insère au bord postérieur du diaphragme valvulaire.

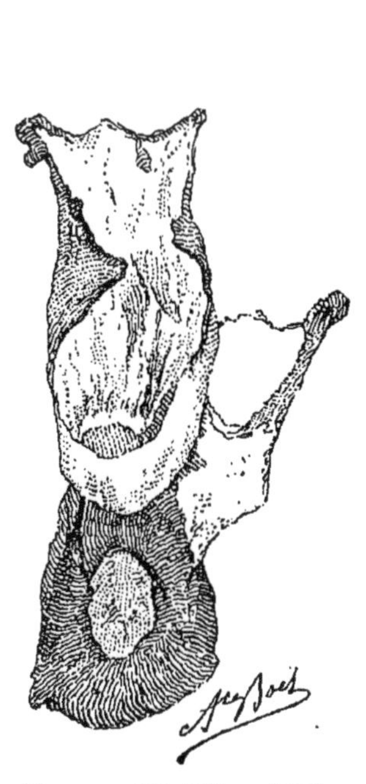

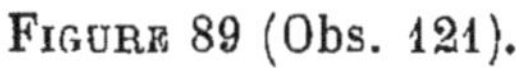

FIGURE 89 (Obs. 121).

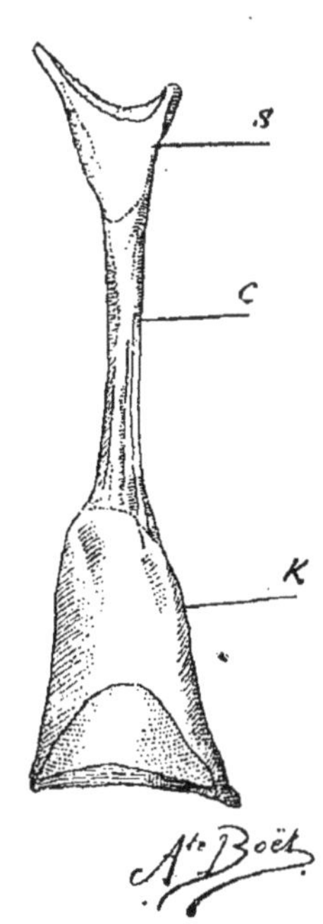

FIGURE 90.
s. Sac herniaire. — *c*. Cordon de Cloquet. — *k*. Kyste.

On remarquera, sur la pièce représentée figure 75, que la cloison de séparation est très oblique. Le kyste est non seulement au-dessous du sac, mais encore plus superficiel que lui. « Une fois sorti du canal inguinal et toujours vigoureusement repoussé par derrière, le kyste se porte du

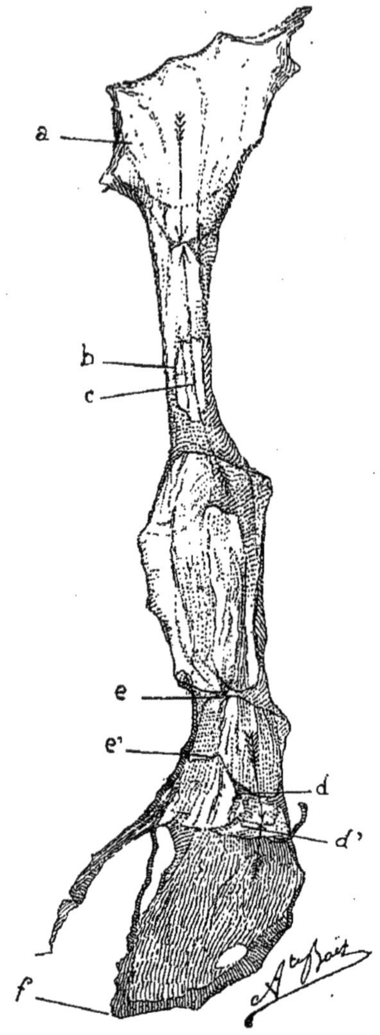

FIGURE 91 (Obs. 124).

Hernie inguinale droite.

a. Sac herniaire. Le reste du canal vagino-péritonéal est incomplètement oblitéré. On y trouve une cavité close ouverte en *b*, et dont les extrémités sont indiquées par la flèche *c*. Cette cavité ne contient pas de liquide. En d'autres points se rencontrent des cloisons *d d'* parallèles à l'axe du conduit ou obliques et des rétrécissements transversaux *e e'*, qui tendent à limiter des loges. En *f'* le canal est fermé, la vaginale est indépendante.

côté où il éprouve le moins de résistance. Il ne s'engage donc pas vers les plans profonds mais vers la superficie. Cet

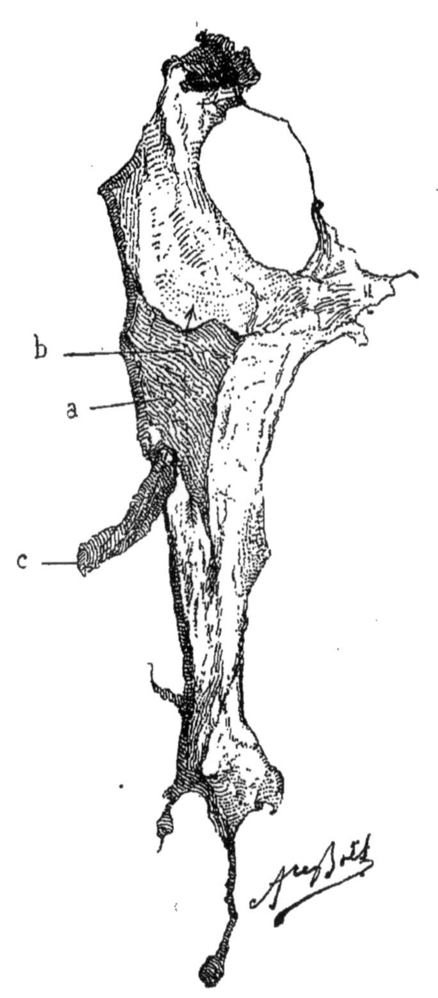

FIGURE 92.

Sac herniaire étalé.

a. Cloison verticale libre à ses deux extrémités divisant le sac en deux cavités qui communiquent très largement. — *b*. Flèche passant au-dessous de la cloison. — *c*. Extrémité d'épiploon adhérant au sac.

état ne peut que s'accentuer par le temps. Or, l'on voit ce

qu'il était chez l'enfant de 2 ans et demi qui fait l'objet de cette observation. N'est-il pas permis d'en induire que bon nombre de prétendus hygromas préherniaires ne sont autre chose que des kystes ainsi disposés » (1).

(1) DELANGLADE, *loc. cit.*

CHAPITRE IX

Conclusions.

I. — Les masses liquides, rencontrées le long du cordon spermatique et indépendantes du testicule et de l'épididyme, sont presque toutes des kystes du canal vagino-péritonéal.

II. — Cette affection mérite une description à part et ne doit pas continuer à être confondue, sous le nom de kystes du cordon, avec des affections, que la clinique rencontre rarement, et dont quelques-unes ont une existence encore problématique.

III. — Les kystes du canal vagino-péritonéal sont constamment accompagnés d'un sac herniaire, contenant ou non les viscères, et affectant avec les parois du kyste des rapports variables, qui doivent être connus du chirurgien.

IV. — La présence de ce sac herniaire, contenant ou non l'intestin, mais étant tout au moins un véritable point d'appel pour une hernie ultérieure, est un fait de la plus grande importance, car il commande au traitement.

V. — La cure radicale supprime et le kyste du canal vagino-péritonéal et le sac herniaire sus-jacent.

VI. — Les kystes du canal de Nück, chez la femme, sont les homologues des kystes du canal vagino-péritonéal chez l'homme.

BIBLIOTHÈQUE NATIONALE RF

ERRATUM

Page 51, lignes 6 et 7 :

au lieu de : *le kyste du canal vagino-péritonéal*

lire : *un kyste du canal de Nück.*

Imp. G. Saint-Aubin et Thevenot. — J. Thevenot, successeur, Saint-Dizier (Haute-Marne).

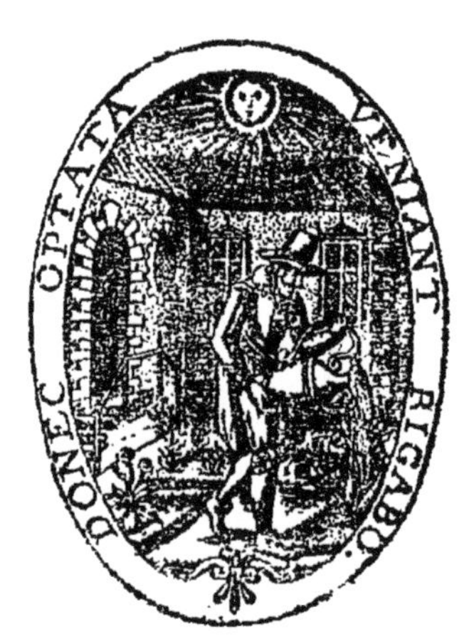
DONEC OPTATA VENIANT RIGABO.